Müller
Die 50 besten
Kopfschmerz-Killer

W0052533

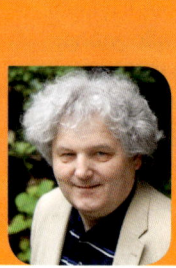

Schon als Kind interessierte sich **Fritz Müller** brennend für die Naturheilkunde. So lag es nahe, eine Ausbildung zum Heilpraktiker zu absolvieren. Getrieben von seinem Wissensdurst sucht Fritz Müller gerne den Diskurs mit international bekannten Ärzten und Professoren, Naturheilkundlern und Behandlern. Was ihm wichtig ist: »Durch die Naturheilkunde ist es mir möglich, nicht nur das Symptom zu behandeln, sondern individuell jedem Menschen die für ihn passende und entsprechende Unterstützung zur Genesung anzubieten.« Seit 1996 führt Fritz Müller eine eigene Praxis in Kempen.

Fritz Müller

Die 50 besten Kopfschmerz-Killer

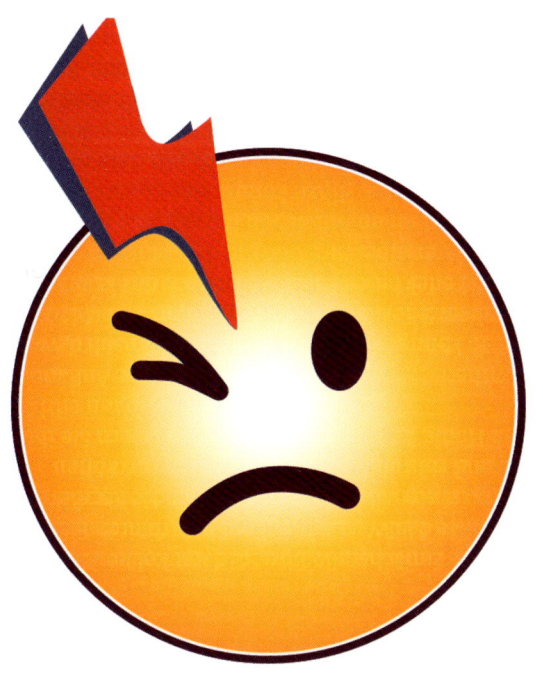

TRIAS

Liebe Leserin,
lieber Leser,

es gibt kaum jemanden, der nicht schon einmal Kopf-schmerzen hatte. Die meisten Menschen leiden sogar regelmäßig darunter. In unserem stressigen Alltag ist es naheliegend, dann einfach nach Schmerztabletten zu greifen, auch wenn wir wissen, dass sie schwer-wiegende Nebenwirkungen haben können.

In dem Ihnen vorliegenden Buch habe ich aus zwanzig Jahren naturheilkundlicher Behandlungtätigkeit meine Erfahrungen und Kenntnisse zusammengetra-gen. Ich werde Ihnen zeigen, dass es für die zum Teil sehr schmerzhaften und unangenehmen Beschwerden zahlreiche Gründe und mindestens ebenso viele Mög-lichkeiten zur Bekämpfung gibt.

Sie werden nicht nur erfahren, wie Sie akute Kopf-schmerzen mithilfe der traditionellen Naturheilkunde behandeln können, sondern auch, wie Sie Schmerzen nachhaltig vorbeugen können. Das ist auch deshalb wichtig, weil Kopfschmerzen sich nicht nur bei Erwachsenen zu einer regelrechten Volkskrankheit entwickelt haben. Auch Kinder sind häufig betroffen. Wenn Sie ihnen frühzeitig auf sanfte Weise helfen, verhindern Sie, dass sie ihre Schmerzen ins Erwachsenenalter »mitnehmen«.

Die Tipps in diesem Buch sind kein Heilungsversprechen, aber eine Unterstützung aus einer vermeintlichen Sackgasse. Sie sollen Ihnen Erleichterung verschaffen und optimal weiterhelfen. Wichtig ist, dass Sie bereit sind, neue Wege auszuprobieren. Sie werden erstaunt sein, wie viele unterschiedliche Herangehensweisen bei dem Problem Kopfschmerzen möglich sind. Es gibt eben nicht nur die Alternative »Tabletten oder aushalten«. Mein Wunsch ist, dass so viele Menschen wie möglich zu Vitalität und Fitness zurückfinden und ein gesundes, ausgeglichenes Leben führen können.

Ich wünsche Ihnen gute Besserung!

Ihr Fritz Müller

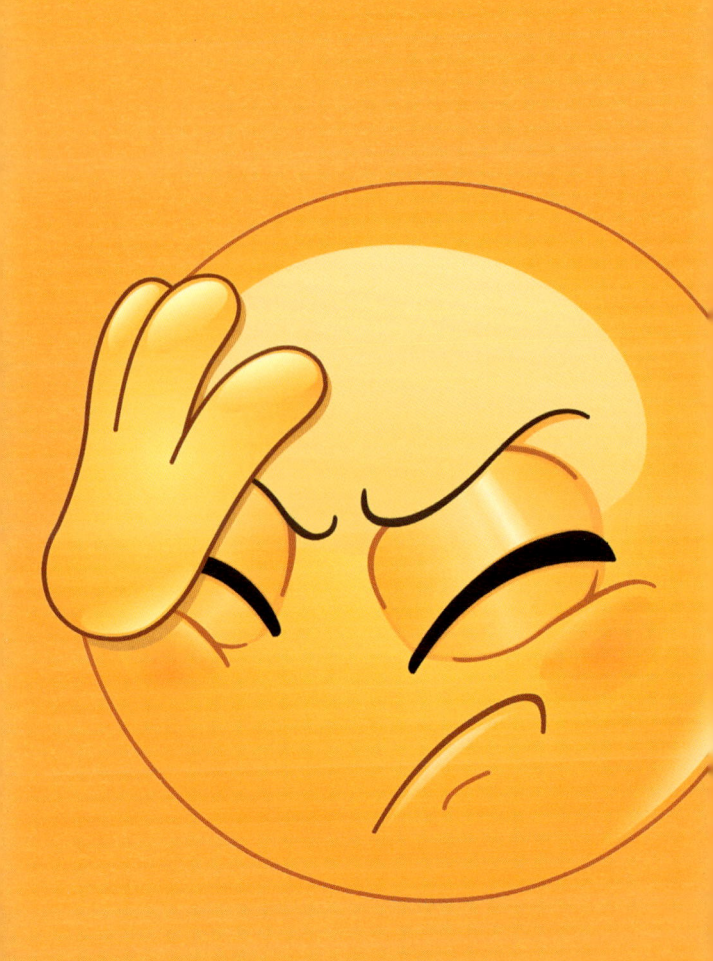

Wenn der Kopf zur Last wird

Die verschiedenen Kopfschmerzarten

Viele innere und äußere Reize oder Disharmonien können als Folgeerscheinung Kopfschmerzen auslösen und zu Beschwerden führen.

Bei der Entstehung von Kopfschmerzen liegt oft eine Reaktion des zentralen Nervensystems auf bestimmte Reize vor. Botenstoffe erreichen das Gehirn und signalisieren, dass etwas im Körper nicht in Ordnung ist. Oft sind die Nervenstränge an der Wirbelsäule mit betroffen. Besteht die Schmerzsituation über einen längeren Zeitraum, kann dies die Wahrnehmung des eigenen Umfelds erheblich verändern. Ebenso können Veränderungen im Gehirn den Kopfschmerz auslösen. Häufig hat sich der (Mikro-)Stoffwechsel verändert.

Es gibt Kopfschmerzen, die Sie immer begleiten, und Kopfschmerzen, die aufgrund bestimmter Ursachen auftreten. Die Voraussetzung für eine erfolgreiche Linderung der Schmerzen ist eine gründliche Diagnose. Es geht nicht nur darum, die Symptome zu bekämpfen, sondern auch darum, genau zu fragen, woher die Probleme kommen. Das Ziel ist es, die Ursachen der

Kopfschmerzen zu erkennen und damit den Schmerz langfristig zu besiegen.

Mögliche Ursachen für Kopfschmerzen:
- Stressbelastungen
- privater oder beruflicher Ärger
- Umweltbelastungen durch Gifte und Allergene
- Nahrungsmittelunverträglichkeiten
- Elektrosmog
- mangelnde körperliche Belastbarkeit
- allgemeine körperliche und seelische Schwäche
- zu wenig Bewegung
- Verspannungen der Muskulatur
- Rückenbeschwerden
- Halswirbelbeschwerden, statische Fehlstellungen und muskuläre Ursachen
- Stoffwechselstörungen
- Anämien

- Praediabetes
- chronische Infektionen
- Folgeerscheinungen nicht ausgeheilter Erkrankungen
- Immundefekte
- Depressionen, Melancholie, Schwermut

Primäre Kopfschmerzen

Primäre Kopfschmerzen entstehen plötzlich. Sie können spontan auftreten und verschwinden dann schnell wieder – ohne Spuren oder Folgeerscheinungen. Der Schmerz kann sehr heftig sein oder sich nur leicht bemerkbar machen. Migräne, Spannungskopfschmerzen und Cluster-Kopfschmerzen, auf die sich die meisten Tipps in diesem Buch beziehen, gehören zu dieser Kopfschmerzart.

Primäre Kopfschmerzen sind trotz ihres plötzlichen Auftretens an eine Ursache gebunden. Manche Menschen bekommen zum Beispiel Kopfweh, kurz nachdem sie etwas gegessen haben. Oder sie haben dann kurzfristige Sehstörungen. Wichtig ist, dass Sie herausfinden, was Ihre Schmerzen jeweils auslöst, um selbst akut, aber auch vorbeugend etwas tun zu können. Manchmal lässt es sich ganz einfach gegensteuern. Wenn Sie z. B. zu wenig getrunken haben, kann Ihnen schon ein halber Liter stilles Wasser Linderung verschaffen.

Primäre Kopfschmerzen können eine organische Ursache haben, deshalb sollten Sie bei wiederkehrenden Beschwerden immer auch einen Internisten oder Heilpraktiker konsultieren.

Mögliche Auslöser:
- unregelmäßiger Tag-Nacht-Rhythmus
- Stress
- Erschöpfung
- Wetterwechsel
- bestimmte Gerüche: z.B. von blühenden Pflanzen, Reinigungsmitteln oder Weichspüler
- bestimmte Nahrungsmittel und Zusatzstoffe wie Glutamat
- Unterzuckerung
- Alkohol und Nikotin

Schlafen Sie gut?

Die Kopfschmerzen können zum Beispiel auftauchen, wenn Sie müde und erschöpft aufwachen und Ihr Kreislauf nicht in Schwung kommt. Versuchen Sie, die Ursache für Ihren schlechten Schlaf zu finden. Können Sie sie möglicherweise beseitigen? Sorgen Sie für ausreichend Entspannung, damit die nächste Nacht besser wird.

Übrigens können Milben eine oft nicht bedachte Ursache für schlechten Schlaf sein. Empfindliche Menschen werden im Schlaf gestört, müssen sich vielleicht kratzen und bekommen leichte Kopfschmerzen. Ich empfehle in diesem Fall, die Bettwäsche so heiß wie möglich zu waschen und in der Apotheke ein Milbenspray zu kaufen. Dieses Spray versprühen Sie im Schlafzimmer, vor allem auf Vorhänge, Teppiche und Matratzen, lassen es zwei Stunden einwirken und lüften dann gut. Alternativ gibt es spezielle Staubsauger mit einer »Milbendüse«.

Entspannen Sie Ihre Augen

Wenn Ihre Augen überanstrengt sind, kann es ebenfalls zu Kopfschmerzen kommen. Wer viel fernsieht, spürt durch das permanente Schauen und die nervliche Anspannung eine Überlastung der Augen beziehungsweise des gesamten Körpers. Hier ist es empfehlenswert, sich selbst ein Zeitlimit zu setzen und dann den Fernseher abzuschalten. Lüften Sie anschließend das Zimmer und entspannen Sie Ihre Augen, indem Sie zum Beispiel aus dem Fenster oder in Grünpflanzen schauen.

Überhaupt fordert permanente Belastung der Augen ihren »Tribut«, auch das Lesen von Büchern oder Zeitungen. Falls Sie vom Lesen oft Kopfschmerzen bekommen, sollten Sie überprüfen lassen, ob Sie eine Sehhilfe benötigen oder, falls Sie bereits eine besitzen, diese neu angepasst werden muss.

Achten Sie auf Ihre Körperhaltung

Spannungskopfschmerz kann aber auch eine direkte Folge einer körperlichen Fehlhaltung sein, zum Beispiel wenn Sie nicht aufrecht am Schreibtisch sitzen. Hier kann als Erste-Hilfe-Maßnahme eine kurze Nackengymnastik hilfreich sein: Neigen Sie Ihr Kinn Richtung Brust, atmen Sie tief ein und drehen Sie den Kopf ganz langsam nach rechts. Dann halten Sie auf Schulterhöhe kurz den Kopf an und atmen ganz langsam aus. Beim Ausatmen drehen Sie Ihren Kopf weiter, so dass Ihr Kinn wieder auf dem Brustbein landet. Anschließend machen Sie diese Übung zur anderen Seite. Mit dieser Übung können Sie eine kleine muskuläre Entspannung des Nackens erreichen.

Auch wenn Sie sich verlegen haben und morgens mit ungewohnten Kopfschmerzen aufwachen, hilft diese Übung wunderbar. Zusätzlich kann ein leicht angewärmter Waschlappen, auf den Halswirbel oder auf den Trapez-Muskel gelegt, die Durchblutung anregen.

Vermeiden Sie Umweltbelastungen

Ein weiterer relevanter Faktor kann eine permanente Umweltbelastung sein, der Sie sich aussetzen oder ausgesetzt werden. Zum Beispiel sind am Arbeitsplatz häufig Klimaanlagen die Verursacher von Kältekopfschmerz.

Auch elektrische Geräte, die mangels ausreichender Abschirmung Elektrosmog auslösen, können Kopfschmerzen verursachen. Ebenso können Elektroanlagen ein Grund dafür sein, dass es Ihnen nicht gut geht. Vielleicht haben Sie selbst schon einmal die Erfahrung gemacht, dass Sie sich für längere Zeit in der Nähe eines Windkraftparks aufgehalten haben, wo es Ihnen von Tag zu Tag schlechter ging. Und erst als Sie sich von der Anlage entfernten, trat eine Besserung ein.

Eventuell hat Ihr PKW eine so starke elektrische oder statische Aufladung, dass Ihr Gehirn unter Stress gesetzt wird. Dieser »Elektro-Stress« kann zu Verkrampfungen im Nervensystem führen und sich auf Ihr Gehirn sowie das zentrale Nervensystem auswirken. Dann sollten Sie überprüfen, ob Sie etwas dagegen unternehmen können.

Sekundäre Kopfschmerzen

Seltener als die eben beschriebenen primären Kopfschmerzen sind sekundäre Kopfschmerzen. Sie sind Folgeerscheinung einer Primärerkrankung. Das heißt, es gibt zuerst eine gesundheitliche Störung und als Folgeerscheinung den Kopfschmerz. Auslöser sind beispielsweise Durchblutungsstörungen, die Kopfschmerzen mit Blutandrang (Kongestionen) im Kopf und Schwindel zur Folge haben.

Auch Gefäßspasmen, also Verkrampfungen der Gefäße, ausgelöst durch Steuerungsimpulse der peripheren Nerven, kommen als Ursache infrage. Hier ist es sinnvoll, sich vorsichtshalber einer neurologischen Untersuchung zu unterziehen.

Wenn Kopfschmerzen als Folgeerscheinung einer kurzzeitigen Herzminderdurchblutung (Angina pectoris) oder rheumatischer Beschwerden auftreten, ist – unabhängig von der der medikamentösen Behandlung der Erkrankung selbst – vor allem Bewegung an der frischen Luft ist wichtig. Die Betonung liegt auf Bewegung! Sie regen damit Ihre Durchblutung an, und der Sauerstoffgehalt im Blut normalisiert sich wieder. Wenn Sie diese Beschwerden haben, sollten Sie sich außerdem einen langfristigen Plan zur Anregung Ihrer Durchblutung zurechtlegen. Hierbei sollten Sie Ihre Ernährung einbeziehen. Bestimmte Lebensmittel, zum Beispiel Lachs, Rapsöl oder auch Ingwer, wirken durchblutungsfördernd – ganz ohne Arzneimittel, deren Nebenwirkungen oft nicht zu unterschätzen sind. Auch Schmerzen infolge eines hormonellen Ungleichgewichts, zum Beispiel während der Menstruation, der Schwangerschaft oder der Wechseljahre, werden den sekundären Kopfschmerzen zugerechnet.

Tipps für die Behandlung sekundärer Kopfschmerzen finden Sie im Kapitel »Häufige Beschwerden« (Seite 76).

Mögliche Ursachen:
- chronische Infekte
- Autoimmunerkrankungen
- zu hoher oder zu niedriger Blutdruck
- Chronisches Müdigkeitssyndrom
- organische Belastungen (Darm, Niere, Schilddrüse)
- eine Adrenalinfehlsteuerung
- Gefäßentzündungen im Gehirnareal
- Venenentzündung im Zentralen Nervensystem
- Sauerstoffmangel infolge einer Schlafapnoe (Atemaussetzer)

- Augenschwäche, Kurzsichtigkeit, Schielen
- Herzerkrankungen und Schlaganfall
- chronische Kieferentzündungen
- eine Hirnblutung infolge eines Unfalls oder anderen Traumas
- Abhängigkeit von Alkohol, Nikotin oder Medikamenten
- Tinnitus
- psychische Störungen: chronische Depressionen, Panikattacken

Test: Welcher Kopfschmerztyp sind Sie?

Der folgende Fragebogen kann Ihnen dabei helfen herauszufinden, welcher Kopfschmerztyp Sie eigentlich sind. Beachten Sie hierfür: Die Kopfschmerztypen schließen sich nicht aus! Es ist gut möglich, dass Sie ein Mischtyp mit mehr als einem Anteil sind. Wenn Sie herausgefunden haben, welcher Typ Sie sind, können Sie sich besser darauf einstellen, was Sie in bestimmten Schmerzsituationen tun können, um den Schmerz zu lindern oder aufzulösen. Bevor Sie sich testen, sollten Sie folgende Erkrankungen auf jeden Fall ausschließen:

- Augenerkrankungen (Glaukom)
- Tumorerkrankungen
- Bluthochdruck (Hypertonie)

Die Ursachen für Kopfschmerzen sind vielfältig. Ich empfehle Ihnen, ein Schmerztagebuch zu führen. Möglicherweise hilft Ihnen dies, den Auslöser Ihrer Kopfschmerzen zu identifizieren. Schmerztagebücher werden z. B. von Pharma- und Naturheilfirmen angeboten. Es gibt mittlerweile auch Schmerztagebücher als App oder zum Gratis-Download im Internet.

Schmerztyp 1: Spannungskopfschmerz

- Haben Sie ziehende Schmerzen beidseitig mit wechselnder Intensität?
- Treten die Schmerzen häufig morgens auf?
- Sind sie schleichend und steigern sich über den Tag mit ungleicher Stärke?
- Entstehen die Schmerzen ohne körperliche Aktivität?
- Sind Sie verspannt?
- Haben Sie ein Gefühl der Leere, der Benommenheit oder ein Spannungsgefühl?
- Haben Sie genug getrunken (Wasser, Tee)?
- Schlafen Sie ausreichend und erholsam?
- Haben Sie (speziell als Frau) ein ausgeglichenes Hormonsystem?
- Ist Ihre Schilddrüse gesund?
- Sind Sie wetterfühlig?

Wenn Sie mehr als die Hälfte der Fragen mit Ja beantworten können, deutet dies auf einen Spannungskopfschmerz hin. Hier müssen Sie sich fragen, wann die Spannungen am stärksten sind und was Sie in »Spannung« versetzt. Schreiben Sie sich die kleinste Kleinigkeit auf. Sie werden überrascht sein, was Sie dabei entdecken. Mehr hierzu können Sie im Kapitel »Spannungskopfschmerzen« (Seite 32) lesen.

Schmerztyp 2: Migräne

- Ist der Schmerz pochend und hinter dem Auge stechend?
- Zieht der Schmerz in den Nacken- und Schläfenbereich?
- Tritt er nur einseitig auf?
- Leiden Sie unter Übelkeit oder Erbrechen?
- Sind Sie licht- und geräuschempfindlich?
- Haben Sie anfallartige mäßige bis starke Schmerzen?
- Werden die Schmerzen durch körperliche Belastung schlimmer?
- Haben Sie Heißhunger?
- Haben Sie die typischen Aurazeichen? Das sind z.B. Sehstörungen, Augenflimmern, Sprach- und Gefühlsstörungen?
- Halten die Schmerzen über einen längeren Zeitraum, auch über Tage, an?
- Wiederholen sich diese Schmerzen mehrmals im Monat?
- Haben Sie direkt nach dem Alkoholgenuss Kopfschmerzen?
- Lassen Sie öfter einmal eine oder zwei Mahlzeiten am Tag aus?
- Leiden Sie unter Reizüberflutung?
- Leiden Sie unter heftigen Anspannungen?
- Haben Sie einen unregelmäßigen Tages- oder Lebensrhythmus?
- Reagieren Sie auf klimatische Einflüsse?
- Haben Sie Menstruationsstörungen?

Wenn Sie mehr als die Hälfte der Fragen mit Ja beantworten können, deutet dies auf eine Migräne hin. Da die Kopfschmerzen häufig so stark sind, dass sie den Betroffenen außer Gefecht setzen, ist es hier besonders wichtig, zu wissen, was man im Notfall, aber auch vorbeugend, machen kann. Die richtigen Hilfen finden Sie im Kapitel »Migräne« (Seite 56).

Schmerztyp 3: Cluster-Kopfschmerz

- Haben Sie einen vernichtenden stechenden Kopfschmerz?
- Ist er bohrend einseitig und befällt Gesicht, Augen und Stirn?
- Auch den Schläfenbereich?
- Haben Sie tränende, gerötete Augen?
- Sind Ihre Augenlider geschwollen?
- Ist eine Pupille verengt?
- Haben Sie ein hängendes Lid?
- Ist Ihr Gesicht gerötet?
- Läuft Ihre Nase stark oder ist sie beim Schmerz verstopft?
- Schwitzen Sie im Gesicht?
- Sind Sie unruhig/haben Sie einen starken Bewegungsdrang während der Attacke?
- Treten die Schmerzen vor allem im Frühjahr oder Herbst auf?
- Treten die Schmerzen auch nachts auf?
- Haben Sie bereits ein bis zwei Stunden vor dem Aufstehen schon Schmerzen?
- Wiederholt sich der Schmerz in Intervallen mehrmals am Tag?

Wenn Sie sich in mehr als der Hälfte der Fragen wiederfinden, deutet dies auf einen Cluster-Kopfschmerz hin. Dieser Kopfschmerztyp ist deutlich seltener als die anderen beiden Typen. Die Schmerzen sind zugleich um ein Vielfaches stärker. Die möglichen Hilfen bei diesen Schmerzen finden Sie ausführlich im Exkurs »Cluster-Kopfschmerzen« (Seite 54).

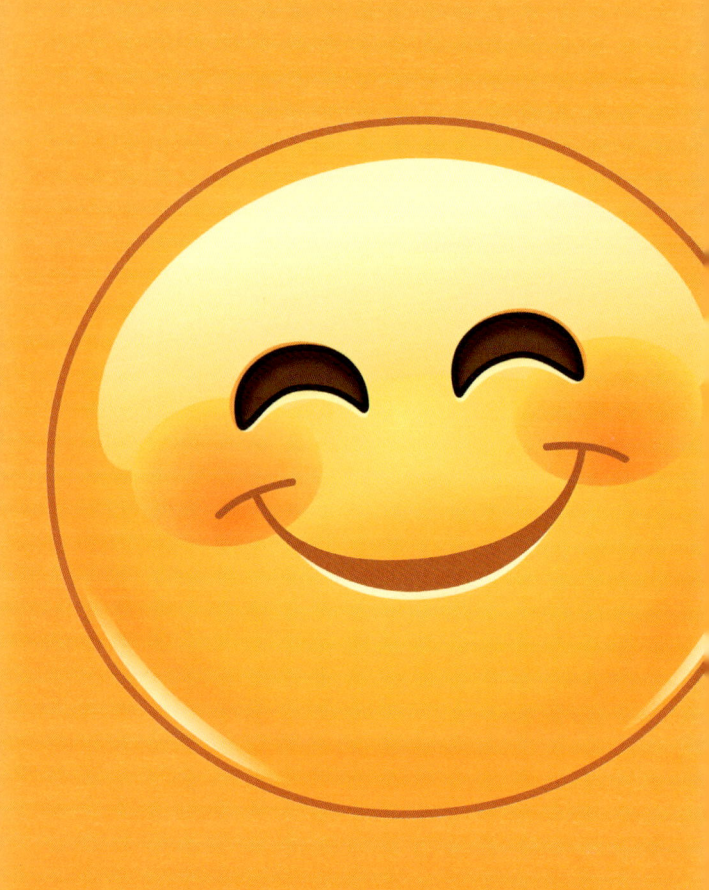

Die 50 besten Kopfschmerz-Killer

Wege aus dem Schmerz

Es gibt unzählige Arten von Kopfschmerzen, aber zum Glück mindestens ebenso viele Lösungen.

Akute Schmerzen sind für jeden unangenehm, denn sie mindern die Lebensqualität. Wiederholen sich diese Kopfschmerzattacken regelmäßig, so wird die Vitalität im Laufe der Jahre immer mehr eingeschränkt. Darum ist es wichtig, die Tipps für Akutschmerzen ernst zu nehmen und – so gut Sie können – anzuwenden. Dann müssen Sie im Idealfall nur noch selten zu Schmerztabletten greifen.

Denn Schmerztabletten haben, wie Sie sicherlich wissen, bei Dauermedikation schwerwiegende Nebenwirkungen. Beispielsweise kann die regelmäßige Einnahme von Acetylsalicylsäure (z. B. Aspirin®) zur Schädigung der Magenschleimhaut und der Nieren führen. Darüber hinaus kann eine andauernde Einnahme von Schmerzmitteln auch süchtig machen, was einen Medikamenten-Kopfschmerz zur Folge haben kann. Deshalb ist eine gründliche Ursachenforschung so wichtig. Spre-

chen Sie mit Ihrem Behandler über alle Symptome und gehen Sie Ihren Kopfschmerzen auf den Grund.

Die Ursache für den Kopfschmerz kann aber auch sein, dass Erinnerungen oder bestimmte »Programmierungen« uns ein Schmerzgedächtnis bescheren. Dieses wieder loszuwerden kostet Mühe, vor allem, wenn wir nicht wissen, welche Erinnerungen das Schmerzgedächtnis aktivieren. Oft kommt noch die sich selbst erfüllende Prophezeiung hinzu, zum Beispiel wenn Sie sich sagen: »Wenn xyz passiert, dann bekomme ich Migräne!« Das Gefühl, dem Schmerz ausgeliefert zu sein, wird sich aber legen, wenn Sie verschiedene Strategien zur Verfügung haben, um dem Schmerz zu begegnen bzw. ihm vorzubeugen.

Wichtig! Bitte Vorsicht bei Kopfschmerzen in Verbindung mit hohem Fieber, zum Beispiel bei einer Infektionskrankheit. Auch bei Bewusstseinstrübungen, auffälligen Wesensveränderungen sowie neurologischen Ausfällen ist dringend ein Internist hinzuzuziehen!

Alternative Heilmethoden

Heilkräuter

Als Mittel, um aus dem Schmerz herauszukommen, kann ich Ihnen Heilkräuter sehr empfehlen, da diese sanft wirken und sich leicht in den Küchenalltag integrieren lassen. Sie werden bei den 50 Tipps verschiedene Rezepte finden, die sich bei Kopfschmerzen bewährt haben, wie Melissen-Tee (Seite 61) und Weißdorn-Tee (Seite 68).

Aber auch frisch kann man die Heilkräuter vielseitig einsetzen. Im Frühling ist beispielsweise ein Brennnessel-Salat eine wunderbare Ergänzung des Speiseplans. Denn die Brennnessel ist sehr nährstoffreich, insbesondere enthält sie viel Eisen sowie Vitamin A, verschiedene B-Vitamine, Vitamin C und D. Dadurch verbessert sie unter anderem die Sauerstoffversorgung der Zellen. Im Zusammenhang mit Kopfschmerzen ist auch wichtig, dass die Brennnessel gefäßerweiternd wirkt und den Blutdruck senken kann.

Homöopathische Hilfen

Die Homöopathie geht davon aus, dass sich Gleiches mit Gleichem behandeln lässt. Was zum Beispiel bei einem Gesunden Übelkeit bewirkt (wie Nux vomica, die Brechnuss), kann also dafür eingesetzt werden, beim Kranken Übelkeit zu bekämpfen.

Homöopathische Mittel erhalten Sie meist in Form von Globuli (Kügelchen) oder Tropfen. Menschen mit Laktoseintoleranz empfehle ich, in der Apotheke nach Tropfen zu fragen, die dann in Wasser oder Tee gegeben werden. Globuli werden meist gelutscht. Sie können sie unter die Zunge legen und dort auflösen lassen. Vorteil: Die untere Zungenvene nimmt das Mittel direkt auf und leitet es in den Kreislauf.

In der Regel reicht die tägliche Einnahme von 3-mal 5 Globuli (Kügelchen) bzw. 3-mal 10 Tropfen. Bitte beachten Sie, dass dies eine Empfehlung ist. Sprechen Sie auf jeden Fall mit Ihrem naturheilkundlichen Behandler. Die Dauer der Behandlung richtet sich danach, wie hartnäckig die Beschwerden sind.

Schüßler-Salze

Kopfschmerzen können auf einen Mineralienmangel hinweisen. Schüßler-Salze sind traditionelle Mineralien aus der Biochemie, die auch in unserem Körper vorkommen. Wenn Sie diese in verdünnter Form einnehmen, wird der Zellstoffwechsel mit diesen Mineralien versorgt und damit der Mineralhaushalt des Körpers ausgeglichen. Schüßler-Salze werden in der Regel als Milchzuckertabletten angeboten. Sie können sie lutschen oder auch schlucken. Wenn nicht anders verordnet, beginnt man mit 3-mal 1 Tablette.

Hildegard-Medizin

Die Hildegard-Medizin beruft sich auf die im 12. Jahrhundert lebende Nonne Hildegard von Bingen. Die Rezepturen und Arzneien, die sich in ihren naturheilkundlichen Schriften finden bzw. aus ihnen abgeleitet wurden, haben bis heute ihre Gültigkeit, sie wirken lindernd und wohltuend. Aus eigener Erfahrung kann ich Ihnen Produkte wie Maronensuppe (Seite 49), Wermutkraut (Seite 71), Birnenhonig (Seite 71), Veilchensalbe (Seite 72) und Hirschzungenfarn (Seite 72) wärmstens empfehlen. Sie erhalten die Zutaten bzw. die fertigen Produkte in Bio-Läden und in Internetshops.

Ein Grundsatz der Hildegard-Medizin ist, dass Sie das mittlere Maß an geistiger und körperlicher Anstrengung leben. Machen Sie sich dieses Credo zu eigen: Wenn Sie spüren, dass Sie an Ihre Grenzen kommen, machen Sie eine Pause und teilen Sie sich die Arbeit besser ein.

Akupunktur

Die Akupunktur und mit ihr die Akupressur sind seit langem als Therapien feste Bestandteile der Naturheilkunde. Während bei der Akupunktur mit feinen Nadeln in definierte Hautstellen gestochen wird, übt der Behandler bei der Akupressur einen stumpfen Druck auf die jeweiligen Stellen aus. Beide Verfahren sollen zur Harmonisierung der Lebensenergie, des Qi, beitragen. Es wird zwar auch hier wie in der Schulmedizin das einzelne Organ untersucht, aber unter der Fragestellung, ob ein Überfluss oder ein Mangel an Energie in dem jeweiligen Organ ist. Wenn das der Fall ist, wird der Ausgleich gesucht.

Wenn das Qi, also die Lebensenergie, über die einzelnen Energiebahnen durch den Körper strömt, kann es dabei durch eine Vielzahl von Punkten beeinflusst werden. Manchmal kann ein traumatisierendes Ereignis, wie zum Beispiel ein Schock, das Nervensystem blockieren. Wenn diese Traumen nicht aufgelöst werden, ist es nahezu unmöglich, den Schmerz zu lindern. Damit ist nicht nur psychologische Hilfe gemeint. Vielmehr ist es wichtig, die energetische Struktur wiederherzustellen (eben mittels Akupunktur), um alle Organe und die dazugehörigen Körperfunktionen und Systeme in Balance zu bringen.

Bewegung/Ausdauersport

Es klingt vielleicht banal, aber unterschätzen Sie nicht die positive Wirkung von Sport. Akut kann leichte Bewegung zwar nur bei Spannungskopfschmerzen helfen – Migräne wird durch sie noch verschlimmert. Aber präventiv hilft Bewegung bei beiden Arten von Kopfschmerz. Empfohlen werden 2–3 Einheiten Ausdauersport pro Woche, z. B. Joggen, Radfahren und Schwimmen. Sowohl Schmerzhäufigkeit als auch -intensität können Sie hierdurch verringern.

Spannungskopfschmerzen

Spannungskopfschmerzen sind zwar die häufigste Kopfschmerzart, trotzdem gibt es bis heute keine endgültige Erklärung, wie sie entstehen.

Meist handelt es sich um einen dumpfen, drückenden bis ziehenden beidseitigen Kopfschmerz. Er beginnt häufig im Nacken und breitet sich dann langsam im gesamten Kopf aus. Er tritt manchmal nur für kurze Zeit auf, kann aber, wenn er nicht behandelt wird, auch mal eine Woche lang andauern.

1 Bäder

Es gibt zwei hilfreiche Arten von Bädern: das Vollbad und das Fußbad. Als Badezusätze sind Kneipp-Badeöle oder Totes-Meer-Salz empfehlenswert. Beides erhalten Sie im Drogeriemarkt oder in der Apotheke. Ergänzend können Sie frische Kräuter als Sträußchen gebunden ins einfließende Wasser halten oder in die Wanne legen. Besonders empfehlenswert sind Laven-

del und Melisse. Bei niedrigem Blutdruck empfehle ich Ihnen Rosmarin. Zur allgemeinen Entspannung können Sie Zitronenmelisse nehmen. Die Wassertemperatur muss Ihnen guttun und darf nicht zu kalt oder heiß sein. Durch die langsame Temperatursteigerung wird auch die Durchblutung angeregt.

Fußbad. Wer keine Badewanne hat, kann ein ansteigendes Fußbad nehmen. Die Fußsohlen enthalten alle Reflexzonen, die auf die einzelnen Organe des Körpers Einfluss haben. Stellen Sie Ihre Füße in ein großes Behältnis und geben Sie langsam immer wärmer werdendes Wasser dazu. Durch die Wärme regen Sie auch hiermit die Stoffwechselfunktion an.

2 Wickel und Auflagen

Durch Wärme lassen sich Verspannungen im Nacken, die zu Kopfschmerzen führen, leicht lösen. Kirschkernkissen oder Dinkelkissen, im Backofen angewärmt, halten die Wärme natürlich lange. Besonders günstig ist es, solch ein Kissen in verschiedenen Größen vorrätig zu haben. So können die entsprechenden Schmerzstellen variabel behandelt werden. Legen Sie das Kissen zuerst direkt auf die betroffene Stelle. Wenn dies nicht hilft, legen Sie das Kissen auf die gegenüberliegende Seite.

KILLER-TIPP

Der gute alte Pellkartoffelwickel kann Wunder vollbringen.

- Kochen Sie in einem Topf 3–5 ungeschälte Kartoffeln.
- Wenn sie gar sind, kurz auskühlen lassen, dann mit einer Gabel oder einem Kartoffelstampfer zerdrücken.
- Diese Masse in ein Küchentuch geben und gleichmäßig verteilen.
- Das Tuch dann so einschlagen, dass die Masse nicht herausfällt. Für 10–15 Minuten in den Nacken legen.

Oder legen Sie einfach mal ein Lammfell auf die betreffenden Stellen. Es gibt ebenfalls eine angenehme Wärme ab.

Häufig werden wärmende Packungen in der Mikrowelle erwärmt oder es wird ein elektrisches Wärmekissen verwendet. Aus der Praxiserfahrung kann ich Ihnen nur davon abraten. Einige Mikrowellen haben immer noch eine zu hohe Strahlung. Und das elektrische Heizkissen belastet den Körper permanent, solange es in Betrieb ist, und kann den Kopfschmerz verstärken.

3 Handtuch-Massage

Sie brauchen dafür nur ein zusammengerolltes Frotteehandtuch. Über die betroffenen Stellen gestrichen, können damit leichte Reize für die Durchblutung erreicht werden. Besonders an den Stellen des Kopfschmerzes ist diese Art von Massage hilfreich, sie fördert die Durchblutung und kann damit Verspannungen lösen.

4 Vitamin C

Bei stressbedingtem Kopfschmerz kann Vitamin C helfen. Es fördert den Sauerstoffgehalt im Blut und reduziert den »oxidativen Stress« und sorgt damit für einen körperlichen Ausgleich. 50–75 mg pro Tag sind ausreichend. Natürliches Vitamin C finden Sie in

Meerrettich, Tomaten, Schnittlauch, Kiwi, Rosenkohl, Grapefruit und Acerolakirsche.

Auch bei allergiebedingtem Kopfschmerz empfehle ich Ihnen die Einnahme von Vitamin C. Ergänzend als natürliche Vitaminquelle empfehle ich den Genuss von heimischen Bio-Äpfeln: Berlepsch, Jonathan, Boskoop, Goldparmäne, Cox Orange, Ontario.

Vitamin C als Nahrungsergänzungsmittel sollte unbedingt natürlichen Ursprungs sein. Bitte verzichten Sie auf synthetisches Vitamin C in Form von Ascorbinsäure. Sie könnte Ihnen die nächste Allergie bescheren.

5 Homöopathie akut

Rhododendron chrysanthum. Bei Wetterkopfschmerz, der dem Betroffenen unter Umständen kurzfristig die Sinne raubt und möglicherweise von rheumatoiden Schmerzen begleitet wird, ist das Medikament Rhododendron chrysanthum empfehlenswert. Nehmen Sie zu Beginn der Beschwerden 2 Tabletten ein. Rhododendron chrysanthum ist vor allem im Herbst und Winter ein guter Begleiter, wenn Sie empfindlich auf feuchtkalte Wetterlagen reagieren.

Der Wetterkopfschmerz wird begünstigt von Föhn, Gewitter (auch Ängstlichkeit bei Gewitter), rauem, regnerischem Wetter und Sturm.

6 Schüßler-Salze akut

Calcium phosphoricum. Bei Kopfschmerzen durch geistige Anstrengung und geistige Erschöpfung ist das Schüßler-Salz Nr. 2 (Calciumphosphat) eines meiner bevorzugten Mittel.

Magnesium phosphoricum. Das Schüßler-Salz Nr. 7 (Magnesiumphosphat) hilft bei:
- stechenden Kopfschmerzen
- nervösen Kopfschmerzen
- stechenden Schmerzen im ganzen Körper

Außerdem hilft Magnesium bekanntermaßen bei Krämpfen, Nervenschmerzen, Schlafstörungen und Lampenfieber.

Natrium chloratum. Das Schüßler-Salz Nr. 8 (Kochsalz) wirkt bei:
- Kopfschmerzen infolge von Verstopfung
- Kopfschmerzen durch Wut und Ärger
- Kopfschmerz bei geistiger Überforderung

Unterstützend kann dieses Salz helfen bei Kummer und depressive Verstimmungen, Trauer, nervösen Herzstörungen, Unnahbarkeit, Hypersensibilität, allgemeiner Erschöpfung.

Silicea. Das Schüßler-Salz Nr. 11 (Kieselsäure) kann bei Kopfschmerz ausgelöst durch hohen bzw. niedrigen Blutdruck angewendet werden. Es wirkt auf das

Zentralnervensystem und kann vegetativ bedingten Bluthochdruck günstig beeinflussen.

Bluthochdruck erzeugt in den Gefäßen einen Überdruck. Ein Zeichen dafür ist u. a. ein roter Kopf. Die entsprechenden Rezeptoren melden dem Schmerzzentrum eine Störung. Der Betroffene sollte dieses Warnsignal ernst nehmen und einen Arzt hinzuziehen, um die Ursache herauszufinden. Von Bluthochdruck spricht man ab einem Wert von 140 zu 90 mmHg (WHO).

7 Ausreichend trinken

Grundsätzlich gilt: Trinken Sie ausreichend Wasser! Täglich etwa 1,5 Liter bis 2 Liter fördern die Stoffwechseltätigkeit und verbessern die Ausscheidungen des Körpers. Ausreichend zu trinken, ist besonders wichtig, wenn Sie unter niedrigem Blutdruck leiden. Denn dann werden die Blutgefäße unterversorgt. Die Folge ist ein Sauerstoffmangel im Gehirn, der zu Müdigkeit und möglicherweise auch zu Kopfschmerzen führen kann. Von niedrigem Blutdruck spricht man bei Werten von 100 zu 60 mmHg (WHO).

Als Erste-Hilfe-Maßnahme trinken Sie Mineralwasser. Es füllt die Mineralstoffreserven des Körpers wieder auf, Müdigkeit und Kopfschmerzen verschwinden.

8 Brille

Überprüfen Sie Ihre Brille auf Sehschärfe, Sitz und Passform. Manchmal drückt das Brillengestell auf der Nase oder es entsteht durch den Brillenbügel eine statische Aufladung. Abhilfe kann der Optiker schaffen, indem er am Ende des Brillenbügels auf jeder Seite ein Loch hindurchsticht. So kann die statische Entladung besser funktionieren.

9 Ohrschmuck

In der Ohrakupunktur ist das Ohrläppchen die Kopfzone, das heißt, es ist ein Reflexpunkt für den Kopf- und Zahnbereich. Dieser Punkt wird bei der Ohrakupunktur im Falle von Schmerzen akupunktiert. Wenn Sie einen Ohrclip tragen, übt dieser jedoch einen permanenten Druck auf das Ohrläppchen aus, der dann zu einer Überreizung führt.

Nickel. Manche Ohrstecker enthalten heute immer noch Nickel. Nickelallergien können Einfluss auf das weibliche Hormonsystem haben. Dies könnte wiederum ein Kopfschmerzverursacher sein.

10 Die richtige Kopfbedeckung

Fahrradhelm. Viele Menschen tragen mittlerweile Fahrradhelme. Leihen Sie sich im Fahrradgeschäft einen Helm aus und probieren Sie die Passform. Erst

nach längerem Tragen werden Sie feststellen, ob sich
Druckstellen bilden, die den Kopf belasten. Empfehlenswert ist ein verstellbarer Helm, da die Kopfform
morgens etwas anders als am Abend sein kann.

Mützen/Hüte. Viele Mützen, Hüte und Kappen enthalten synthetische Stoffe, die eine elektrische Aufladung
bewirken können – das merken Sie am Knistern, wenn
Sie sie absetzen. Diese Aufladung kann zu Unwohlsein
oder leichten Schmerzen führen. Schauen Sie sich deshalb die Materialbeschreibung in den Mützen an und
achten Sie auf einen Anteil von mindestens 80 Prozent
(natürlicher) Wolle. Hinzu kommt der Kontakt mit
Haarpflegemittel. Diese können sich mit dem Material
der Kopfbedeckung verbinden und so eventuell eine
Reaktion auslösen. Achten Sie deshalb beim Kauf von
Haarpflegemitteln auf natürliche Inhaltsstoffe.

Farbstoffe. Bevor sie eine neue Kopfbedeckung tragen,
empfehle ich Ihnen, diese wegen der Färbemittel
einmal per Handwäsche auszuspülen. Die meist
chemischen Farbstoffe können in geringen Mengen
Gifte enthalten. Diese greifen wiederum die Nerven
an oder lösen Allergien aus. Auch dadurch können
Kopfbeschwerden entstehen.

11 Winderkrankungen vorbeugen

Wenn Sie kälte- oder hitzeempfindlich sind, aber
auch, wenn Sie mit nassen Haaren nach draußen
gehen, sollten Sie eine Kopfbedeckung tragen. Ihr

Körper könnte andernfalls nicht nur mit Erkältung und Schnupfen, sondern auch mit Kopfschmerzen reagieren.

In der Traditionellen Chinesischen Medizin (TCM) spielen sogenannte Winderkrankungen eine wichtige Rolle. Diese entstehen, wenn Wind durch die sogenannten Windöffnungen (bestimmte Akupunkturpunkte am Kopf) in den Körper eintritt. Wenn dies geschieht, kann die Energie bzw. der Energiefluss im Kopf und im ganzen Körper gestört werden.

12 Richtig salzen

Nehmen sie zum Salzen Meersalz oder Himalaya-Salz. Dies sind natürliche Salze mit einem hohen Mineraliengehalt, im Gegensatz zu Tafelsalz sind sie auch nicht verunreinigt. Sie enthalten viele Spurenelemente, die sich wohltuend auf den Körper auswirken, und haben eine für den menschlichen Zellstoffwechsel günstige elektrische Leitfähigkeit.

13 Fermentierte Nahrungsmittel

Meiden Sie fermentierte Nahrungsmittel, also solche, die durch Reifung/Gärung veredelt wurden, wie Sauerkraut, Kefir oder Miso-Paste. Sie können dem Körper zwar sehr nützlich sein, weil sie die Darmflora verbessern, zugleich haben sie aber einen hohen Histamingehalt. Falls Sie nach dem Verzehr solcher

Nahrungsmittel unter Kopfschmerzen leiden, sollten Sie sich auf eine Histamin-Intoleranz untersuchen lassen.

14 Milchprodukte

Meiden Sie ungesäuerte Milchprodukte. Diese haben einen hohen Kaseinanteil sowie einen hohen Eiweißanteil. Manche Menschen vertragen diese Produkte nicht und reagieren allergisch. Ungesäuerte Milchprodukte sind zum Beispiel Milch und Sahne. Milch wird mit ihrem hohen Kalziumgehalt beworben, auf 100 g Milch kommen aber nur ca. 120 mg Kalzium und 3,4 g Eiweiß. Eiweiß ist ein »Kalziumräuber«, das heißt, dass vom Kalzium in der Milch nicht viel übrig bleibt. Es gibt Mineralwässer sowie verschiedene Gemüsearten wie z. B. Fenchel, die mehr Kalzium enthalten.

In gesäuerten Milchprodukten ist das Kasein denaturiert, das macht diese Produkte verträglicher. Zu den gesäuerten Milchprodukten gehören zum Beispiel Dickmilch, Kefir, Buttermilch, Molke und Quark. Auch Butter kann Allergikern nicht so viel anhaben, weil hier der Eiweißgehalt ebenfalls niedrig ist.

Beim Käse wird Lab hinzugefügt, das die Milch gerinnen lässt und als positiven Nebeneffekt den Käse bekömmlicher macht. Es gibt unfermentierten und fermentierten Käse. Lassen Sie sich im Lebensmittelgeschäft beraten. Als Faustregel gilt, dass lange gelagerter Käse für viele Menschen bekömmlicher ist.

Trotzdem sollten Sie immer darauf achten, ob Sie den Käse vertragen oder ob Sie Kopfdruck davon bekommen (ein Hinweis auf Histamin-Intoleranz).

15 Mandeln statt Nüsse

Mandeln sind auch für Allergiker geeignet. Aus der Hildegard-Medizin ist bekannt, dass fünf – gut zerkaute – Mandeln pro Tag eine heilende Wirkung haben. Die Erfahrung hat gezeigt, dass die Mandeln bei täglicher Einnahme über ein paar Wochen hinweg das Wohlbefinden fördern und die Verdauung verbessern. Zudem lässt der Kopfdruck nach. Mandeln kräftigen auch die Leber und die Lunge. Sie enthalten Vitamin E und B-Vitamine.

Aber bitte Vorsicht: Bei täglichem Verzehr einer größeren Menge Mandeln kann der Blutdruck steigen.

16 Vitamine

Vitamin B_1. Nervöse Kopfschmerzen können Sie mit dem Vitamin B_1 lindern. Es stärkt gleichzeitig das Herz und den Darm. Sie finden es in der höchsten Konzentration in Bierhefe und Weizenkeimen. Kaltgepresstes (!) Weizenkeimöl gibt es in jedem Bio-Geschäft. Nehmen Sie 1–2 Esslöffel voll täglich ein oder verwenden Sie es bei der Zubereitung der Mahlzeiten. Alternativ werden Weizenkeimölkapseln und -tabletten angeboten. Erhältlich sind diese Präparate in Drogerien, Bio-Geschäften und Apotheken. Die genaue Einnahmedosis steht in der Regel auf der Packung. Bierhefe erhalten Sie ebenfalls in Bio-Geschäften oder Drogerien. Das Vitamin B_1 ist auch in Tablettenform in der Apotheke erhältlich; achten Sie darauf, dass die Tabletten von einem Hersteller homöopathischer Arzneien kommen.

Vitamin E. Vitamin E in Verbindung mit Vitamin C hilft bei stressbedingten Kopfschmerzen und Beschwerden der Netzhaut sowie Kopfschmerz durch Müdigkeit. Der Körper erhält wieder mehr Energie, damit wird auch das Immunsystem gestärkt. Den höchsten Vitamin-E-Gehalt finden Sie im Weizenkeimöl, Sonnenblumenöl und Maiskeimöl. Alle Öle sollten kaltgepresst sein.

17 Baldrian

Baldrian entspannt das Nervensystem und vermindert den Bluthochdruck, der bei einem Migräneanfall als Begleitsymptom auftritt. Baldrian ist in Kapselform oder als Teeaufguss erhältlich. Wenn Sie eine Fertigmischung kaufen, achten Sie darauf, dass diese Baldrianwurzel enthält.

Geben Sie 1–2 Teelöffel in eine Tasse und übergießen Sie sie mit heißem Wasser. Lassen Sie den Tee 10 Minuten ziehen. Seien Sie ihn dann ab und trinken Sie ihn dann schluckweise bevorzugt abends vor dem

Zubettgehen. Eine Kur von maximal 3 Wochen sollte reichen, um eine Erleichterung zu erfahren. Machen Sie danach eine Pause, um den Gewöhnungseffekt zu vermeiden.

18 Chrysanthemen-Tee

Chrysanthemen-Tee lindert bei Allergikern die Histaminausschüttung und den Histaminkopfschmerz. Geben Sie 1 Teeblüte in ein Glas und übergießen Sie sie mit heißem Wasser. Lassen Sie den Tee 3–5 Minuten ziehen. Trinken Sie ihn dann schluckweise. Der Tee kann auch fiebersenkend wirken.

19 Ginkgo biloba

Die Blätter des Ginkgo-Baums, der auch »Baum des Lebens« genannt wird, können Kopfschmerzen lindern. Sie beruhigen außerdem bei allergischen Reaktionen und verbessern die Durchblutung der kleinen Gefäße, die Konzentrationsfähigkeit und damit z.B. auch den Lernerfolg in der Schule. Ginkgo-Produkte werden auch zur Therapie von Demenzerkrankungen eingesetzt.

Es gibt Ginkgo als Fertigprodukt zu kaufen. Ginkgo-Kapseln und -Pulver erhalten Sie in der Apotheke oder im Internet. Informationen zur Einnahmemenge finden Sie in der Packungsbeilage.

20 Kava Kava

Kava Kava beruhigt bei nervlicher Anspannung und Ängsten, die zu Kopfschmerzen führen können. Kava-Kava-Kapseln sind in der Apotheke erhältlich. Achten Sie auf die Dosis: Nehmen Sie nie mehr als 80–100 mg täglich ein und machen Sie nach 12 Wochen eine Pause. Um einen Gewöhnungseffekt zu vermeiden, sollten Sie mindestens 3 Wochen lang darauf verzichten, bevor Sie Kava Kava erneut zu sich nehmen.

21 Homöopathie präventiv

Ambra/Iris versicolor. Bei niedrigem Blutdruck infolge von Erschöpfung empfehle ich Ihnen Ambra, um das Nervensystem wieder auszugleichen und damit den Blutdruck zu regulieren. Sie können in diesem Fall auch Iris versicolor einnehmen. Sie regt sanft den Kreislauf an und hilft gegen die Müdigkeit.

Anacardium orientale. Wenn Sie unter Hautausschlägen wie zum Beispiel Herpes simplex oder auch Warzen leiden, die von heftigem Jucken der Haut begleitet sind, können zusätzlich Kopfschmerzen mit einem Pflockgefühl im Hals auftreten. Hier ist als Erste Hilfe das Mittel Anacardium orientale zu empfehlen.

Platinum. Eine weitere Ursache von Kopfschmerzen kann ein Mangel an Mineralien und/oder Metallen sein. Kommt es zu einem Mangel an Gold, Platin,

↙ KILLER-TIPP

Bei Prüfungskopfschmerz oder Erwartungsangst vor besonderen Situationen und vor einschneidenden Erlebnissen kann Gelsemium (Gelber Jasmin) sehr hilfreich sein. Nehmen Sie 3-mal 2 Tabletten in D 6 ein.

Kupfer, Mangan oder einem anderen Stoff, können auf Dauer verschiedene Beschwerden auftreten. Oft gehen die körperlichen Symptome mit seelischen Symptomen einher. Wenn Sie sich in einem der folgenden drei genannten Fälle wiederfinden, lassen Sie bitte Ihren körperlichen Bedarf beziehungsweise Ihren Metallstatus in einer Naturheilpraxis überprüfen. Platinum beispielsweise hilft bei Nervenschmerzen (Neuralgien). Zu diesen Neuralgien können sich Kopfschmerzen gesellen. Kennzeichnend ist, dass diese Kopfschmerzen ganz langsam ansteigen und auch nur langsam wieder verschwinden.

Plumbum metallicum. Metallisches Blei ist ein gutes Mittel bei melancholischen, weinerlichen Menschen, die eine Mauer der Unnahbarkeit um sich herum bauen. Diese Symptome deuten auf einen Bleimangel hin.

Strontium carbonicum. Ein weiteres Metall, das in dieser Auflistung nicht fehlen darf, ist Strontiumcarbonat, das Erdalkalimetall. Es kann den Blutdruck senken und ist hilfreich bei Kopfschmerzen, die sich durch den gesamten Kopf ziehen. Dieser Schmerz ist vorwiegend drückender Art. Manche Menschen berichten auch, dass sie im Bett stärkere Schmerzen spüren oder dass ihnen schwindelig ist. Dieser Schmerz kann auch mit Durchblutungsstörungen des Gehirns einhergehen. Strontium carbonicum ist ein Mittel, das Sie bei ganz unterschiedlichen Kopfschmerzen anwenden können.

22 Schüßler-Salz präventiv

Ferrum phosphoricum. Das Schüßler-Salz Nr. 3 (Eisenphosphat) hilft bei klopfendem Kopfschmerz und chronischem Spannungskopfschmerz.

Ein Eisenmangel ist für viele Stoffwechselerkrankungen verantwortlich. Frauen sind häufiger von einem Eisenmangel bzw. einer dadurch bedingten Blutarmut betroffen als Männer. Die Eisennmangelanämie hat einerseits hormonelle Ursachen (wie Menstruation, Schwangerschaft, Stillen), kann aber auch durch die mangelnde Aufnahme eisenhaltiger Lebensmittel, durch chronische Erkrankungen oder grippale Infekte begünstigt werden. Bei betroffenen Kindern, die zusätzlich Belastungen zum Beispiel in der Schule ausgesetzt sind, kann es zu Konzentrationsstörungen kommen.

Früher hat man Eisennägel in Äpfel gesteckt, diese dann einige Zeit liegen lassen, die Nägel wieder herausgezogen und die Äpfel gegessen. Heute stehen uns natürliche Eisenpräparate in Globuli- oder Tablettenform zur Verfügung. Bei Eisenmangel hilft Ferrum phosphoricum. Sie können aber auch das homöopathische Mittel Ferrum metallicum einnehmen. Der Vorteil des Schüßler-Salzes ist, dass es das Eisen direkt in die Zelle einschleust.

Nehmen Sie zusätzlich kupferhaltige Präparate zu sich, lässt sich der Eisenmangel noch besser beheben. Kupfer unterstützt die Speicherung von Eisen. Es gibt kupferhaltige Präparate als Nahrungsergänzungsmittel in der Drogerie.

23 Maronensuppe

Entsteht der Kopfschmerz durch eine geistige Erschöpfung, ist die Marone sehr hilfreich, da sie wärmend und entgiftend wirkt und die Verdauung anregt. Sie stärkt das Gehirn, die Milz, das Herz und reinigt die Leber.

Geben Sie 2–3 Esslöffeln Kastanienmehl (oder gekochten, zerstoßenen Esskastanien) die gleiche Menge Dinkelmehl bei. Fügen Sie nach Geschmack Honig und Zimt hinzu. Lassen Sie alles auf kleiner Flamme mit ¼ l Wasser köcheln, bis es eine sämige Suppe wird. Essen Sie die Suppe 2–3 Wochen lang täglich.

Kastanienmehl gibt es in gut sortierten Lebensmittelgeschäften oder Drogeriemärkten.

24 Maßnahmen gegen Elektrosmog

Elektrosensible Menschen reagieren auf Elektrosmog mit Kopfschmerzen in Form von Spannungskopfschmerzen oder Migräne. Lüften Sie mehrmals täglich die Räume. Sorgen Sie in Räumen, in denen Sie sich viel aufhalten, für eine ausreichende Elektrosmog-Abschirmung.

Reduzieren Sie die Zeit am Computer. Versuchen Sie, sich die Arbeit so einzuteilen, dass Sie nicht die ganze Zeit am Bildschirm sitzen. Im Elektrofachhandel gibt es preisgünstige Entstörungshilfen. Prüfen Sie nach, wie hoch die Strahlung Ihres Handys ist und wie hoch Ihr Arbeitsplatz belastet ist. Über Messgeräte und DIN-Normen finden Sie im Internet Informationen. Oder lassen Sie sich in einem Elektrofachgeschäft in Ihrer Nähe beraten.

Lassen Sie sich im Schlafzimmer von einem Elektriker eine Netzfreischaltung installieren. Legen Sie Radiowecker und Handy nicht auf den Nachttisch, sie können den entspannten Schlaf stören. Verzichten Sie möglichst im Alltag auf Mikrowelle und starke Elektrogeräte. Auch in Pkws gibt es, wie bereits erwähnt, eine Elektrosmog-Belastung, zum Beispiel durch die Klimaanlage, die Sitzheizung oder WLAN. Im Jahr 2017 führte die Uni Mainz Untersuchungen durch, nach denen die Autoelektronik, WLAN und Bluetooth das Gehirn massiv beeinflussen.

Besonders bei Kindern ist Vorsicht geboten. Sie sind noch in der Entwicklung, und ihr Körper kann durch zu hohe Elektrosmogbelastung überfordert sein.

Erste Hilfe-Maßnahme. Eine Salzkristall-Lampe reduziert die negative Ionenbelastung im Raum. Ein Rosenquarz (ruhig etwas größer) am Computer reduziert ebenfalls Elektrosmog. Waschen Sie diesen von Zeit zu Zeit unter fließendem Wasser ab und stellen ihn in die Sonne.

25 Meditative Entspannungsübungen

- Machen Sie es sich bequem und stellen Sie sich vor, dass Sie an Ihrem Lieblingsplatz sind. Genießen Sie die Umgebung, die Sonne, die Natur … Verweilen Sie für einige Momente dort und spüren Sie die angenehme Atmosphäre. Wenn es Ihnen danach besser geht, kommen Sie einfach wieder zurück in den Alltag.
- Gehen Sie meditativ Schritt für Schritt einen Weg in der Natur und stellen sich vor, Ihre Schmerzen fließen vom Kopf in die Füße und dann in die Erde. Atmen Sie ein und setzen Sie dann den Fuß auf den Boden. Atmen Sie beim Aufsetzen des Fußes aus. Stellen Sie sich vor, wie Ihr Schmerz vom Kopf durch den Körper in Ihre Fußsohle in die Erde fließt. Wiederholen Sie diese Übung so lange, bis Sie eine Erleichterung verspüren.

- Versuchen Sie jeden Tag, mindestens eine Stunde für sich zu sein, um auszuspannen. Sie müssen sich nicht extra dafür »freinehmen«. Integrieren Sie etwas, das Sie entspannt, in Ihren Tag, zum Beispiel einen Spaziergang an der frischen Luft. Denken Sie regelmäßig: »Heute finde ich eine Stunde Zeit, um optimal zu entspannen!« Durch dieses regelmäßige Denken entwickeln Sie einen Sinn dafür, wie Sie es schaffen. Das Unterbewusstsein hilft Ihnen dann bei der Suche.
- Fragen Sie sich, welche Belastungen bei Ihnen den meisten Stress auslösen. Legen Sie sich die Antworten und Lösungen, über die Sie noch keine Klarheit haben, mental auf Wiedervorlage. »Am … weiß ich, welche Stresssituationen mir Kopfschmerzen bereiten, und dann habe ich dafür eine Lösung oder Antwort.« Wiederholen Sie jeden Abend vor dem Einschlafen diesen Satz, bis der Tag X gekommen ist.
- Denken Sie an einen glücklichen Moment und beginnen Sie zu lächeln. Lächeln Sie so lange, bis Sie ein glückliches Gefühl haben.
- Legen Sie die Kuppen Ihrer Daumen und Zeigefinger aneinander. Wenn Sie beide Hände dafür nehmen, haben Sie zwei Kreise. Diese verbinden Sie wie Kettenglieder. Schließen Sie die Augen und atmen Sie tief ein und aus. Denken Sie dabei für einige Minuten an Ruhe und Frieden. Sie können diese Worte auch laut aussprechen.

26 Autogenes Training

Wenn es Ihnen leichter fällt zu entspannen, wenn Sie eine konkrete Technik zur Verfügung haben, dann könnte Autogenes Training (auch AT) etwas für Sie sein. Es beruht darauf, dass der Übende sich zunächst ganz auf einzelne Körperbereiche konzentriert. Dann versucht er durch Autosuggestion die Empfindungen Ruhe, Schwere und Wärme zu erzeugen. Mithilfe der Übungen können beispielsweise die Atmung und der Blutdruck reguliert werden.

Am besten, Sie besuchen anfangs einen Kurs, in dem Sie die Technik erlernen können. Für das Üben zu Hause gibt es dann zahlreiche Angebote (CDs, Audiodateien), die sich zum Teil auch speziell an Kopfschmerzpatienten richten.

Auch für Kinder sind Entspannungsverfahren, wie Autogenes Training, Progressive Muskelrelaxation (Seite 73) und Yoga, zur Vorbeugung und begleitenden Behandlung von Kopfschmerzen sehr zu empfehlen.

Cluster-Kopfschmerzen

Hier erfahren Sie, was Sie aus naturheilkundlicher Sicht akut und präventiv tun können.

Im Akut-Fall: Nehmen Sie hochdosiertes Magnesium als Pulver direkt unter der Zunge ein. Es kommt dann schneller in den Blutkreislauf.

Nehmen Sie hohe Dosen natürliches Vitamin C ein. Ein Glas leicht verdünnten Zitronensaft trinken hilft. Kennen Sie noch den alten Trick? Kaffee mit Zitronensaft trinken kann auch helfen.

Ernährungstagebuch: Es wird vermutet, dass Cluster-Kopfschmerzen auch infolge einer allergischen Reaktion auf bestimmte Nahrungsmittel auftreten. Führen Sie ein Tagebuch über die wichtigsten Nahrungsmittel, die Sie an dem Tag der Schmerzattacke zu sich genommen haben. Lassen Sie ein Lebensmittel nach dem anderen weg. Wenn sich danach eine Veränderung des Schmerzes bemerkbar macht, ist es dieses Lebensmittel. Sorgen Sie allgemein, so gut Sie können, für eine ballaststoffreiche Ernährung mit wenig Zusatzstoffen.

Medikamenten-Check: Prüfen Sie Ihre Medikamente, ob als Nebenwirkungen Kopfschmerzen erwähnt werden. Manchmal sind es auch Narkosemittel die Ihnen die Beschwerden bescheren können.

Basische Ernährung: Eine mögliche Ursache für Cluster-Kopfschmerzen ist eine Unterversorgung des Gehirns mit Sauerstoff. Häufig führt eine Übersäuerung zu Sauerstoffmangel. Nehmen Sie deshalb bevorzugt basische Lebensmittel zu sich, z. B.:

- Agar Agar
- Alfalfasprossen
- Algen
- Ananas
- Äpfel
- Aprikosen
- Birnen
- Cayennepfeffer
- Chicorée
- reine Gemüsesäfte: Rote-Bete-Saft/Karottensaft
- Kiwis
- Mango
- Melonen
- Nektarinen
- Papaya
- Passionsfrucht
- Petersilie
- Rosinen, ungeschwefelt
- Spargel
- süße Trauben (Bio-Qualität)
- Wassermelone
- Zitrone

Schulmedizinische Akutbehandlung:

- Triptane (z. B. in Form von Nasenspray)
- reiner Sauerstoff (über eine Atemmaske)
- lokale Betäubungsmittel

Migräne

Immerhin 8 Millionen Deutsche leiden unter Migräne. Frauen sind hier doppelt so oft betroffen wie Männer.

Die Migräne tritt meist auf einer Seite des Kopfes auf. Typisch ist ein periodisch wiederkehrender, anfallartiger, pulsierender Kopfschmerz, der von zusätzlichen Symptomen wie Schwindel, Übelkeit (oft mit Erbrechen), Sehstörungen, Nervenstörungen, lähmungsartigen Ausfallerscheinungen mit Taubheitsgefühlen oder auch Lärmempfindlichkeit begleitet werden kann. Die Betroffenen sind häufig für mehrere Stunden nicht in der Lage zu arbeiten beziehungsweise ihren Alltag normal zu bestreiten.

27 Kühlen

Als Erste-Hilfe-Maßnahme empfehle ich, die schmerzende Stelle zu kühlen. Ein bis zwei Minuten lang, dann eine kleine Pause einlegen und wieder kühlen. Zum Kühlen können Sie Sofort-Kühlpacks aus der

Apotheke nehmen. Diese entwickeln die Kälte erst, wenn sie gebraucht werden, sind einfach in der Handhabung und zum Mitnehmen geeignet. Wenn man die Packung knickt, wird das Kühlpack kalt und hält diese Kälte ausreichend lange, um einen Kühleffekt zu erzielen. In der Packungsbeilage finden Sie weitere Anwendungsinformationen. Die Packs können auf die schmerzende Stelle oder in den Nacken gelegt werden. Lassen Sie die die Kühlung nur für wenige Minuten auf der betroffenen Stelle liegen, da es sonst zum gegenteiligen Effekt kommen kann. Eine zu lange Kühlung kann den Kopfschmerz wieder verstärken, da der Kältereiz zu stark ist.

Wenn das Kühlen nicht hilft, kann eine Wärmepackung sinnvoll sein, zum Beispiel in Form einer einfachen Wärmflasche. Sie sollte nicht zu heiß sein, sondern sich angenehm auf der Haut anfühlen. Oder verwenden Sie ein Wärmepflaster aus der Apotheke. Fragen Sie nach allergiefreien Pflastern, um die Haut und den Kopf zu schonen.

28 Massagen

Nackenmassage. Die Nackenmassage sollte leicht kreisend immer in einer Richtung durchgeführt werden. Wichtig ist, dass Sie mit Ihrem Daumen stets vom Kopf weg zur Schulter hin ausstreichen.

Stirnmassage. Legen Sie Ihre Hände zunächst mittig auf die Stirn. Streichen Sie dann von der Mitte aus 20–25-mal gleichmäßig nach außen. Ein Aconit-Schmerzöl, auf die betreffenden Stellen aufgetragen, kann lindernd wirken. Achten Sie darauf, dass es nicht in die Augen läuft.

Fußmassage. Die Fußreflexzonenmassage wirkt manchmal Wunder. Massieren Sie mit Ihrem Daumen über die Kuppe des großen Zehs von innen nach außen (der große Zeh spiegelt in der Fußreflexzone den Kopfbereich wider). Führen Sie 20–30-mal streichend die gleiche Massage mit sanftem Druck aus.

Oder Sie massieren am Fuß den großen Zeh von innen nach außen entlang der Nagelfalz. Je nachdem ob der linke oder rechte große Zeh schmerzempfindlicher ist, sollte dieser zuerst massiert werden. Der schmerzempfindlichere Zeh ist ein Hinweis auf die entsprechende Kopfzone und den Schmerzverursacher. Unterstützend kann auch hier wieder das Aconit-Schmerzöl angewendet werden.

Auch ein eingewachsener Zehennagel kann die Ursache für Kopfschmerzen sein. Viele Fußpflege-Praxen oder auch Naturheilpraxen bieten Fußreflexzonenmassagen an.

Daumenmassage. Eine weitere Massagemöglichkeit bietet der Akupunkturpunkt Dickdarm 4. Dieser befindet sich zwischen Daumengrundgelenk und Zeigefinger. Ihn zu massieren hilft oft bei leichten Kopfschmerzen, besonders bei Stirnkopfschmerzen.

29 Genussmittel

In der Schmerzphase sollten Sie bitte auf Kaffee und Nikotin verzichten. Nikotin stellt die Gefäße eng und mindert die Durchblutung der kleinen Gefäße. Durch die scharfe Röstung reizt der Kaffee Ihre Organe zusätzlich.

30 Süßstoffe

Meiden Sie Süßstoffe. Sie sind Migräneauslöser und wirken auf das Nervensystem. Gleichzeitig täuschen sie der Bauchspeicheldrüse vor, es komme Zucker zur Verarbeitung in den Körper. Irgendwann wehrt sich die Bauchspeicheldrüse dagegen und reagiert nicht mehr.

31 Schokolade

Bestimmte Schokoladensorten sind Migräneauslöser. Achten Sie darauf, ob Sojalecithin enthalten ist, und meiden Sie diese Sorten. In einigen Schokoladen (auch Bio-Sorten) wurden schon Spuren von Erdöl gefunden, die u. a. aus der Verpackung in die Schokolade gelangen. Lesen Sie die neuesten Verbrauchertests.

32 Eier und Käse

Meiden Sie Eier und kurz gelagerten Käse. Viele Menschen vertragen die in ihnen enthaltene niedermolekularen Eiweiße nicht, da durch diese Fäulnisgifte im Darm entstehen können. Das kann allergische Reaktionen auslösen, die wiederum Kopfschmerzen begünstigen.

33 Fruchtjoghurt

Meiden Sie Fruchtjoghurts mit Emulgatoren, auch diese können allergische Reaktionen und Kopfschmerzen auslösen. Zusätzlich können sie die Darmschleimhaut zerstören und damit das Immunsystem nachhaltig beeinträchtigen.

34 Vitamin B$_{15}$

Wenn Sie unter Migräne in Zusammenhang mit Durchblutungsstörungen leiden, empfehle ich Ihnen Vitamin B$_{15}$ (Pangamsäure). Es verbessert die Sauerstoffaufnahme im gesamten Zellgewebe und kann den Blutdruck leicht senken. In den Nahrungsmitteln Soja, Mais, Kichererbsen und Erdnüssen kommt das Vitamin vor.

35 Tees gegen akute Migräne

Alle genannten Tees helfen bei akuten Kopfschmerzen, können aber auch bei chronischen Schmerzen unterstützen.

Melissen-Tee. Nehmen Sie 1 Teebeutel pro Tasse und lassen Sie ihn 5 Minuten ziehen. Der Tee wirkt entspannend und krampflösend. Er ist besonders bei nervösen Kopfschmerzen geeignet.

Augentrost-Tee. Dieser Tee hilft bei Kopfschmerz mit Lichtempfindlichkeit begleitet von Sehstörungen. Lassen Sie organische Störungen bitte ausschließen.

Gießen Sie 2 Teelöffel Augentrostkraut pro Tasse mit 250 ml kochendem Wasser auf. Decken Sie den Tee ab und lassen Sie ihn 5–10 Minuten ziehen. Danach können Sie ihn abseihen und langsam schluckweise trinken.

Weidenrinden-Tee. Häufig werden bei Kopfschmerzen Schmerzmittel eingenommen. Als Alternative ist die Weidenrinde als Tee oder in homöopathischer Form hilfreich, da sie die bereits beschriebenen Nebenwirkungen nicht hat. Im homöopathischen Präparat werden alle heilenden Stoffe in verdünnter Form mit aufgenommen.

Erhitzen Sie 1 Teelöffel Weidenrinden-Tee mit 150 ml kaltem Wasser im Topf. Lassen Sie den Deckel auf dem Topf, sonst gehen die ätherischen Öle verloren. Kochen Sie den Tee auf und lassen Sie ihn 10 Minuten ziehen. Dann filtern Sie den Tee durch ein Sieb und können ihn schluckweise trinken. Ich empfehle Ihnen 2–3 Tassen pro Tag. Dieser Tee kann auch Fieber senken.

36 Homöopathie akut

Argentum metallicum. Als Folge zerebraler Erschöpfung und geistiger Überanstrengung taucht ein halbseitiger Kopfschmerz in der Schläfenregion auf. Meistens ist dieser Schmerz einseitig und fühlt sich an, als ob Sehnen oder Nervenfasern rissen. Hier hilft Argentum metallicum.

Es eignet sich darüber hinaus zur Behandlung von Nervenentzündungen und Entzündungen der Verdauungsorgane.

Arnika. Bei Kopfschmerz mit leichtem Bluthochdruck ist Arnika ein guter Begleiter.

Bellis perennis. Eine Ursache für Kopfschmerzen können Müdigkeit und Abgeschlagenheit mit gleichzeitigem Blutandrang zum Kopf hin sein, das heißt, im Kopf steigt der Druck, weil sich dort zu viel Blut befindet. Ein bewährtes Mittel aus der Homöopathie ist Bellis perennis (Gänseblümchen).

Gelsemium. Das Anwendungsgebiet für Gelsemium, auch als Gelber Jasmin bekannt, sind Nackenkopfschmerzen, (okzipitale) Kopfschmerzen, die vom Nacken Richtung Stirn und Augen ausstrahlen. Der Schmerz tritt migräneartig auf und ist von Schläfrigkeit, Schwindel und Sehstörungen begleitet.

Iris versicolor/Apis melfica. Bei Stirnkopfschmerz rechtsseitig im Stirn und Schläfenbereich und Wochenend-Migräne empfiehlt sich Iris versicolor. Bei direktem Stirnkopfschmerz hilft das Mittel Apis melfica.

Nux vomica. Bei berstendem Stirnkopfschmerz infolge von Ärger, Zorn und Überanstrengung findet Nux vomica (Brechnuss) Anwendung. Eine weitere Indikation ist die Verschlimmerungen der Beschwerden bereits durch die geringste Bewegung zum Beispiel auch der Augen. Nux vomica hilft auch, wenn zusätzlich zum Kopfschmerz krampfartige Magenschmerzen auftreten.

Robinia pseudacacia. Das wenig bekannte Mittel Robinia pseudacacia – die Falsche Akazie – wird vor allem bei einer Übersäuerung des Magens angewendet. Es hilft aber auch hervorragend, wenn man unter ständigem dumpfem Kopfweh leidet, das sich zum Beispiel durch Lesen verschlimmert.

Sanguinaria. Dieses Mittel können Sie einsetzen, wenn Sie unter Migräne leiden, die morgens beginnt und abends besser wird. Sie kann typischerweise von Hitzewallungen, Schwindel, Übelkeit und Ohrensausen begleitet sein.

Spigelia. Wenn Sie unter einseitig linksseitigem Kopfschmerz im Gebiet der Schläfe leiden, der morgens mit tränenden Augen beginnt, ist Spigelia (Wurmkraut) in Tablettenform zu empfehlen. Ein weiteres Kennzeichen dieses Schmerzes: Bei der kleinsten Erschütterung verstärken sich die Symptome.

Staphisagria. Stephanskörner können als homöopathisches Mittel hilfreich sein, wenn Sie unter einem

KILLER-TIPP

Nasenbluten mit plötzlichem Kopfschmerz lässt sich oft leicht beheben, wenn Sie einen feuchtkalten Waschlappen für ein paar Minuten in den Nacken legen. Wenn das Nasenbluten öfter auftritt, sollten Sie Ihren Blutdruck messen lassen. Möglicherweise ist durch eine große körperliche oder geistige Anstrengung der Blutdruck anfallsartig angestiegen – und damit auch der Druck im Kopf.

Frontalkopfschmerz mit seitlichen Ausläufern leiden. Dabei haben Sie ein Gefühl, als ob sich eine Kugel im Kopf befände. Infolge von Beleidigungen, Demütigungen, Ärger oder Zorn können diese Beschwerden auftreten.

37 Akupunktur

Bei der Akupunktur werden durch ein gezieltes Stechen der Energiefluss gesteuert, die Zirkulation reguliert und energetische Störungen bzw. Blockaden gelöst. In erster Linie wird durch die Akupunktur das System der Selbstheilungskräfte angeregt. Es ist also eine Hilfe zur Selbsthilfe des Körpers. Nach meiner Erfahrung hat sich gerade bei Kopfschmerzen oder auch chronischen langwierigen Schmerzen diese Therapie bewährt. Akupunktur tut beim Einstich manchmal etwas weh. Wenn die Nadel gesetzt ist, darf Sie Ihnen aber keine Schmerzen bereiten.

Wer überhaupt keine Nadeln mag, kann sich nach einer Laserakupunktur oder Akupressur erkundigen. Manche mögen auch eine Akupunkturmassage.

Durch eine Diagnose am Ohr (im Ohr befinden sich reflektorisch alle Organe) wird festgestellt, welche Meridiane nicht ausgeglichen sind. Sie werden dann mit einem Metallstäbchen massiert.

38 Öle

Verwenden Sie nur kaltgepresste Öle, da in ihnen die wichtigen Nährstoffe erhalten sind. Bei Schläfenkopfschmerz sollten Sie Olivenöl meiden. Das Öl hat einen hohen Gehalt an Säuren, die die Galle reizen können und Auslöser für den sogenannten »Galle-Kopfschmerz« sind.

39 Konservierungsstoffe

Meiden Sie Produkte mit Konservierungsstoffen und Geschmacksverstärkern wie Glutamat, denn sie können Kopfschmerzen auslösen. Darüber hinaus wurde ein Zusammenhang zwischen dem Verzehr von Konservierungsstoffen und Aggressionen sowie Hyperaktivität insbesondere bei Kindern und Jugendlichen festgestellt. Lesen Sie beim Einkaufen die Liste der Inhaltsstoffe gründlich durch oder greifen Sie gleich zu Bioprodukten.

40 Weizenmehl

Meiden Sie Weizenmehl. Es kann Spuren von Schädlingsbekämpfungs- oder Düngemitteln enthalten. Diese können bei empfindlichen Menschen das zentrale Nervensystem angreifen. Aufgrund des hohen Glutengehalts ist Weizenmehl zudem oft ein Allergieauslöser.

Wenn Sie nach dem Verzehr von Weizenprodukten unter Kopfschmerzen leiden, kann es sein, dass Sie eine Weizensensitivität haben. Es ist empfehlenswert, dass Sie sich probeweise glutenfrei ernähren, um festzustellen, ob sich Ihr Befinden bessert.

Es gib zudem Untersuchungen darüber, dass Weizenesser früher erschöpft sind als Vollkornkonsumenten. Vor einigen Jahren wurde eine Studie mit Zwillingsschwestern durchgeführt. Beide waren gleich starke Läuferinnen. Zum Frühstück erhielten sie die gleiche Menge an Nahrung mit dem Unterschied, dass die eine Schwester Weizen aß und die andere Vollkorngetreide. Im Verlauf der Studie zeigte sich, dass die Schwester mit dem Weizenbrot circa 30 Prozent weniger leistungsfähig war.

41 Vitamin B$_6$

Bei Kopfschmerzen einhergehend mit Depressionen und Reizbarkeit können Sie Vitamin B$_6$ einnehmen. Es dient dem Erhalt des zentralen Nervensystems. Bierhefe, Weizenkeime, Weizenkleie und Sojabohnen haben den höchsten Gehalt an diesem Vitamin.

Ich bitte Sie, nach mehreren Wochen Einahme eine Pause zu machen und genau zu prüfen, ob sich etwas verändert hat. Eine zu lange Einnahme kann den Körper nämlich auch schädigen.

42 Vorbeugende Tees

Chrysanthemen-Tee. Chrysanthemen-Tee hilft nicht nur bei »Histamin-Kopfschmerz« (Seite 45). Er kann auch die Durchblutung fördern, das Gehirn besser mit den entsprechenden Stoffen versorgen und so Kopfschmerzen vorbeugen. Gleichzeitig reduziert er die mit dem Sauerstoffmangel einhergehende Müdigkeit.

Gießen Sie einen Teelöffel pro Tasse mit heißem Wasser auf und lassen Sie den Tee 5 Minuten ziehen. Trinken Sie 1–2 Tassen täglich.

Sie können das Kraut auch zerhackt einnehmen oder in Ihr Essen einrühren. Dann genügt ein viertel Teelöffel. Für Schwangere und Kinder nicht geeignet.

Weißdorn-Tee. Hilft bei niedrigem Blutdruck und Kopfschmerz am Morgen. Weißdorn-Tee fördert die Durchblutung und sorgt gleichzeitig für eine bessere Sauerstoffversorgung des Herzens. 1–2 Tassen am Morgen sind hilfreich. Sie können auch fertige Teebeutel aus der Apotheke verwenden.

43 Homöopathie präventiv

Acidum nitricum. Ein Mittel, das ich bei migräneartigen Kopfschmerzen als Folge großer körperlicher Mattigkeit beziehungsweise Überreiztheit der Nerven empfehlen kann, ist Acidum nitricum. Besonders Menschen mit chronischen Erkrankungen, zum Beispiel Bronchialasthma, erleben Phasen, in denen sie zittrig und hochgradig überreizt sind. Sie sind auch empfindsam mit großer Traurigkeit oder leiden unter Gedächtnislücken. Hinzu kommt ein ganz spezieller Schwindel, der schlimmer wird, wenn der Betroffene seine Position im Bett verändert.

Der Grund für diese Symptome ist, dass es durch die Infektion zu einer Unterversorgung des Gehirns mit Sauerstoff kommen kann. Die Folge sind Kopfschmerzen.

Agaricus muscarius. Ist Ihre Muskelkraft als Folge von Energielosigkeit und permanenter Unruhe unnatürlich gesteigert, probieren Sie das Mittel Agaricus muscarius (Fliegenpilz) aus. Lassen Sie sich zusätzlich neurologisch untersuchen. Es ist wichtig, dass Sie Parkinson-Syndrom, Paralysis agitans und Delirium tremens ausschließen. Auch diese Krankheiten können zum Teil heftige Kopfschmerzen mit sich führen.

Asarum europaeum. Als Folge von Euphorie kann es zu depressiven Verstimmungen kommen, die wiederum von Kopfschmerzen mit Schwindel und Übelkeit begleitet werden können oder diese nach sich ziehen. Oft ist die Fähigkeit gemindert, Informationen geistig aufzunehmen oder sich zu konzentrieren. Asarum europaeum (Gewöhnliche Haselwurz) kann hier weiterhelfen. Nach der Einnahme sollte die starke Müdigkeit verschwinden und die Stimmung sich wieder aufhellen.

Trotzdem empfehle ich bei wiederholtem Auftreten von Kopfschmerzen als Folge depressiver Verstimmungen eine gründliche internistische oder naturheilkundliche Untersuchung zur Erforschung der Ursache. Würden wir uns den Ursachen intensiver widmen, könnte eine Besserung der Beschwerden viel schneller eintreten.

Aurum. Wenn Sie unter einem Mangel an Aurum (Gold) leiden, spüren Sie oft depressive Verstimmungen, Mutlosigkeit bis hin zu Ängsten und Verzweiflung. In solchen Situationen tauchen auch immer wieder Kopfschmerzen auf. Die Schmerzen bessern sich an der frischen Luft oder wenn der Kopf gekühlt wird. Hinweise auf diesen Metallmangel mit Kopfschmerzen als Folge können auch emotionale Symptome wie eine enttäuschte Liebe oder unterdrückter Ärger sein. Der Kopfschmerz wird begleitet von einem Völlegefühl, Schwindel und Kopfknochenschmerzen. Er kann durch die Gabe des homöopathischen Mittels Aurum vermindert werden.

44 Schüßler-Salze

Calcium phosphoricum. Das Schüßler-Salz Nr. 2 (Calciumphosphat) hilft bei Kopfschmerz durch geistige Arbeit und körperliche Überlastung. Dieses Mittel ist auch anwendbar bei »Schulkopfschmerz«

Kalium phosphoricum. Schüßler-Salz Nr. 5 (Kaliumphosphat) ist ein wirksames Mittel gegen Kopfschmerz durch Erschöpfung und gegen depressive Kopfschmerzen. Zusätzlich ist das Salz bei Nervenschwäche, Tagesschläfrigkeit und nervöser Angst anwendbar.

45 Wermutkraut

Bereiten Sie sich aus einem Wermutkraut-Tee einen Aufguss. Dafür müssen Sie 2 Teelöffel Wermutkraut auf 0,4 l Wasser aufkochen und 5 Minuten ziehen lassen. Sie können auch fertigen Wermutsaft in der Apotheke kaufen. Den Tee bzw. Saft vermischen Sie mit zimmerwarmem Weißwein, dann tragen Sie das Gemisch um den Kopf bis zu den Ohren auf und breiten darüber ein Wolltuch und lassen alles über Nacht wirken. Es nimmt den Kopfschmerz.

Als Alternative kann ich Ihnen eine Wermutsalbe aus der Hildegard-Apotheke empfehlen, die Sie im Versandhandel oder in der Apotheke erhalten.

46 Birnenhonig

Birnenhonig ist empfehlenswert bei Migräne und allgemeinen Kopfschmerzen. Das Birnenhonig-Pulver gibt es fertig zu kaufen.

Rezeptzutaten und Zubereitung:
- 5 große Birnen nach Geschmack
- 250 g reiner Honig (flüssig, Imkerqualität)
- 1 großer Esslöffel des fertigen Pulvers

Schälen Sie zunächst die Birnen, dann kochen Sie sie. Schütten Sie das Wasser weg und verarbeiten Sie die Birnen zu einem Mus. Mischen Sie den Honig mit dem Pulver und rühren Sie dann das Mus unter. Füllen Sie den Honig in Schraubgläser ab und lagern Sie ihn kühl.

Einnahme: Morgens nüchtern 1 Teelöffel, nach dem Mittagessen 2 Teelöffel, abends vor dem Einschlafen 3 Teelöffel oder einen Esslöffel. Danach direkt schlafen gehen.

47 Veilchensalbe

Bei nervösen Menschen und Menschen mit »einem schweren Kopf« und einer Nasennebenhöhlen-Belastung empfehle ich diese Salbe. Aufgetragen quer über der Stirn und auf die Haut über den Nasennebenhöhlen ist die Veilchensalbe hilfreich. Erhältlich ist sie in der Apotheke oder im Hildegard-Versandhandel.

48 Hirschzungenfarn

Der Farn hilft bei vielen Schmerzarten. Nach einem Schädel-Hirn-Trauma können auch Jahre später Beschwerden auftreten, wenn dieses Trauma nicht ausgeheilt ist.

Bei Kopfschmerzen kann ich Ihnen zwei Anwendungsarten empfehlen: Als Pulver 1–2 Messerspitzen auf die Hand geben und vor oder nach dem Essen einnehmen. Die zweite Möglichkeit ist: 2 Messerspitzen Hirschzungenfarnpulver in 1 Likörglas warmen Wein geben und täglich einnehmen. Der Wein sollte trocken sein. Die Einnahme empfehle ich für mindestens 4 Wochen, vorzugsweise am Abend. Nicht geeignet für Kinder und Schwangere!

49 Progressive Muskelrelaxation

Die Progressive Muskelrelaxation gilt als besonders gut geeignetes Entspannungsverfahren zur Migräne Prophylaxe, da sie vergleichsweise schnell erlernt und in den Alltag integriert werden kann. Sie beruht auf dem Prinzip der Anspannung verschiedener Muskelgruppen und deren anschließender Entspannung. So können Verspannung verhindert bzw. wenn vorhanden besser erspürt und gelöst werden. Die regelmäßige Anwendung mindert sowohl die Häufigkeit der Attacken als auch die Intensität des Schmerzes. Auch hier empfiehlt sich der Besuch eines Kurses.

50 Überprüfung der Wirbelsäule

Lassen Sie Ihre Wirbelsäule überprüfen. Eine Fehlstellung der Wirbel kann die Gefäße beeinflussen und den Blutfluss zum Gehirn behindern und dadurch Kopfschmerzen auslösen.

Kopfschmerzen bei Kindern

Nehmen Sie die Schmerzen Ihres Kindes ernst! Es sind oft Vorboten von Erkrankungen, die erst später erkennbar sind.

Grundsätzlich gilt: Hat Ihr Kind länger als drei Tage Schmerzen, suchen Sie bitte einen Kinderarzt oder einen Heilpraktiker auf. Falls es sich um eine Sehschwäche handelt, gehen Sie mit dem Kind zum Augenarzt.

Akuter Kopfschmerz. Sorgen Sie unbedingt dafür, dass sich Ihr Kind in einem stillen, abgedunkelten Raum hinlegen und ausruhen kann. Das Kind sollte zudem schluckweise stilles Wasser trinken.

Spannungskopfschmerz. Prüfen Sie, wann der Schmerz bei Ihrem Kind auftritt. Nehmen Sie die Ursache ernst und versuchen Sie, die betreffenden Situationen zu »entstressen«. Eine vitaminreiche Kost (A-, B- und C-Vitamine) kann den Körper zusätzlich stärken:

- Vitamin A: Feldsalat, Grünkohl, Hagebutte, Karotten, Petersilie, Schnittlauch

- Vitamin B: Sonnenblumenkerne, Nüsse, Weizenkeime
  - Vitamin C: Kiwi, Schwarze Johannisbeeren, Sanddornsaft, Rosenkohl

Schmerz durch Überlastung. Das kindliche Gehirn kann nicht so viel aufnehmen wie das erwachsene Gehirn. Begrenzen Sie deshalb den Medienkonsum Ihres Kindes auf höchstens 1–2 Stunden pro Tag und achten Sie darauf, dass es regelmäßig Sport treibt und sich an der frischen Luft bewegt.

Weglass-Diät. Kopfschmerzen können auch bei Kindern durch die allergische Reaktion auf ein bestimmtes Nahrungsmittel auftreten, z. B. Weizen, Zucker, Milch oder Schokolade. Die Weglass-Diät beruht darauf, dass Ihr Kind ein Nahrungsmittel, das es regelmäßig isst, für eine Woche weglässt. Tritt eine Besserung ein, haben Sie möglicherweise den/die Auslöser für die Kopfschmerzen identifiziert. Verzichten Sie für mehrere Wochen auf diese(s) Nahrungsmittel und beobachten Sie, wie es Ihrem Kind geht.

Durch Zuwendung vorbeugen. Hören Sie Ihrem Kind zu, nehmen Sie sich ausreichend Zeit für Gespräche. Machen Sie daraus ein Ritual, zum Beispiel vor dem Zubettgehen. Wenn Ihr Kind sich Ihnen anvertraut und weiß, dass es bei Ihnen gut aufgehoben ist, beugen Sie auch »Schmerzkrisen« vor.

Häufige Beschwerden

Kein Schmerz ist gleich – auch wenn die Kopfschmerzen Sie infolge einer anderen Erkrankung plagen, können Sie gezielt etwas tun.

Grippaler Infekt

Grippale Infekte werden oft von Kopfschmerzen begleitet. Der Grund dafür sind Entzündungen, die sich im Körper gebildet haben, zum Beispiel eine Sinusitis, die gleichzeitig ein Symptom und eine Begleiterkrankung bei bakteriellen und viralen Erkrankungen ist. Durch den Sekretstau und das Anschwellen der Nasenschleimhäute entsteht ein Kopfdruck, weil die Sekrete nicht abfließen können. Hier hat sich das Schüßler-Salz Nr. 4 (Kaliumchlorid) bewährt.

Gehirnerschütterung

Infolge einer Gehirnerschütterung, aber auch eines Wirbelsäulentraumas kann es natürlich zu Kopfschmerzen kommen. Schlechte Laune, Reizbarkeit und

Verwirrung können die Beschwerden verstärken. Ein Mittel aus der Erfahrungsheilkunde ist hier Natrium sulfuricum, im Volksmund auch Glaubersalz genannt. Lassen Sie unabhängig von der Einnahme Ihre Verletzung ärztlich untersuchen!

Sonnenstich

Das Mittel Glonoinum kann die Beschwerden lindern, wenn Sie unter hämmerndem, pulsierendem Kopfschmerz als Folge von Sonnenstich und starker Sonneneinwirkung leiden. Weitere Begleiterscheinungen sind Hitzewallungen und blasse oder rote Gesichtsfarbe. Beim Aufenthalt in der Sonne kann sich der Schmerz verstärken.

Hormonelle Schwankungen

Beckenbodengymnastik

Bei Frauen entsteht oft ein Kopfschmerz infolge von Menstruationsbeschwerden. Er kann durch eine Minderdurchblutung ausgelöst werden, aber auch durch eine schmerzhafte Verkrampfung im Unterleib, die sich auf den Kopf auswirkt. Diesem hormonell bedingten Kopfschmerz kann man mit einer entspannenden Beckenbodengymnastik begegnen.

Auch eine nicht zu heiße Wärmflasche kann die Verkrampfung lösen, weil das Blut dann wieder besser fließt. Falls Sie durch das hormonelle Ungleichgewicht zu Schwermut neigen, hilft Johanniskraut-Tee.

Aristolochia clematitis

Durch das hormonelle Schmerzsyndrom leiden viele Frauen an großer Müdigkeit und Zerschlagenheit. Oft kommen eine Gewichtszunahme, Schwindel oder Kältegefühle hinzu. Die Kopfschmerzen sind verschiedenartig. Durch Aristolochia clematis wird eine Entlastung erreicht. Frische Luft und kalte Umschläge auf der schmerzenden Stelle erleichtern ebenfalls.

Cyclamen

Das Einsatzgebiet für Cyclamen (Alpenveilchen) sind Kopfschmerzen während der Menstruation, einhergehend mit Schwindel, Übelkeit und auch Erbrechen.

Schmerzen durch eine zu starke Menstruation können ebenfalls günstig beeinflusst werden.

Pulsatilla

Die Pulsatilla (Küchenschelle) hilft bei Regelstörungen, kann aber auch bei Kopfneuralgien (Nervenschmerzen) sehr nützlich sein.

Sepia

Wenn Sie während der Menstruation unter linksseitigen Kopfschmerzen leiden, ist Sepia (Tintenfisch) das Mittel der Wahl. Es wirkt zuverlässig gegen die berstend starken Kopfschmerzen, die mit einem Augenschmerz auf der linken Seite einhergehen und zusätzlich oft von Neuralgien begleitet werden.

Psychische Störungen

Ergänzend zur fachtherapeutischen Behandlung können Sie bei Kopfschmerzen Niacin einsetzen. Es findet sich in den folgenden Nahrungsmitteln: Lachs, Aal, Forellen, Sardinen, Garnelen, Broccoli, Erbsen, Rosenkohl und Kartoffeln.

Vitamin-B$_{12}$-Anämie

Sekundärer Kopfschmerz kann durch eine Vitamin-B$_{12}$-Anämie ausgelöst werden. Diese entsteht, wenn der Intrinsic Factor im Magen nicht arbeitet. Der Intrinsic Faktor ist ein Katalysator, der sich in der Magenschleimhaut befindet. Er verstoffwechselt das aus der Nahrung aufgenommene Vitamin B_{12}, um es dem Darm zur Verfügung zu stellen. Wenn der Intrinsic Faktor nicht richtig arbeitet, sind chronische Magenschleimhautentzündungen, chronische Müdigkeit, Leistungsabfall, blasse Haut oder Verdauungsstörungen typische Symptome.

Oft sind auch bakterielle Ursachen wie Heliobacter-Infektionen Auslöser für eine B_{12}-Anämie. Lassen Sie dies von einem Arzt oder Heilpraktiker abklären.

Liebe Leserin, lieber Leser,

hat Ihnen dieses Buch weitergeholfen? Für Anregungen, Kritik, aber auch für Lob sind wir offen. So können wir in Zukunft noch besser auf Ihre Wünsche eingehen. Schreiben Sie uns, denn Ihre Meinung zählt!

Ihr TRIAS Verlag

E-Mail Leserservice
kundenservice@trias-verlag.de

Lektorat TRIAS Verlag
Postfach 30 05 04
70445 Stuttgart
Fax: 0711 89 31-748

Service

Hilfreiche Internetadressen

Clusterkopfschmerz-Wissen
www.ck-wissen.de

Deutsche Schmerzgesellschaft e. V.
www.dgss.org

Internationale Klassifikation von Kopfschmerzen
www.ihs-klassifikation.de

Migräneliga e. V.
www.migraeneliga.de

Schweizerische Interessengemeinschaft Histamin-Intoleranz
www.histaminintoleranz.ch

Buchtipps

Homöopathie
Boericke, W.: Handbuch der homöopathischen Arzneimittellehre (7. Auflage), Narayana, 2013

Kent, J. T.: Repertorium der homöopathischen Arzneimittel (3. Auflage), Narayana, 2009

Wolf, O.: Die naturgemässe Hausapotheke: Ein praktischer Ratgeber für Gesundheit und Krankheit, Freies Geistesleben 2007

Elektrosmog
Hellemann, S.: Ständig unter Strom. Erste Hilfe bei Elektrosmog, Rainbow Verlag, 2004

Hennies, K. / Neitzke, H.-P. / Voigt, H.: Mobilfunk und Gesundheit. Bewertung des wissenschaftlichen Erkenntnisstandes unter dem Gesichtspunkt des vorsorgenden Gesundheitsschutzes, ECOLOG Institut, 2000

Die Studie liegt auch als PDF vor: www.emf-risiko.de/projekte/pro_emf/pdf/ecolog.pdf; Hintergründe zur Veröffentlichung finden sich hier: www.ks-protect.de/elektrosmog-ratgeber/elektrosmog-studien/ecolog-studie.html

Kircher, N.: Selbstschutz bei Störfeldern und Elektrosmog, Smaragd Verlag, 2006

Rolle, D. F.: Elektrosmog. Störquellen erkennen – Gesundheitsrisiken vermeiden, AT Verlag, 2003

Bibliografische Information der Deutschen Nationalbibliothek
Die Deutsche Nationalbibliothek verzeichnet diese Publikation in der Deutschen Nationalbibliografie; detaillierte bibliografische Daten sind im Internet über http://dnb.d-nb.de abrufbar.

Programmplanung: Katja Widmann
Redaktion: Anne Beck, Potsdam
Bildredaktion: Christoph Frick, Nadja Giesbrecht
Umschlaggestaltung und Layout: CYCLUS Visuelle Kommunikation, Stuttgart

Bildnachweis
Umschlagillustration: Dominique Loenicker
Illustrationen im Innenteil: Yael Weiss-Fotolia.com

1. Auflage 2018
© 2018 TRIAS Verlag in Georg Thieme Verlag KG, Rüdigerstr. 14, 70469 Stuttgart

Printed in Germany

Satz und Repro: Reemers Publishing Services, Krefeld gesetzt in Adobe Indesign CC 2018
Druck: AZ Druck und Datentechnik GmbH, Kempten

Gedruckt auf chlorfrei gebleichtem Papier

ISBN 978-3-432-10751-6

Auch erhältlich als E-Book:
eISBN (ePub) 978-3-432-10752-3

1 2 3 4 5 6

Wichtiger Hinweis: Wie jede Wissenschaft ist die Medizin ständigen Entwicklungen unterworfen. Forschung und klinische Erfahrung erweitern unsere Erkenntnisse. Ganz besonders gilt das für die Behandlung und die medikamentöse Therapie. Bei allen in diesem Werk erwähnten Dosierungen oder Applikationen, bei Rezepten und Übungsanleitungen, bei Empfehlungen und Tipps dürfen Sie darauf vertrauen: Autoren, Herausgeber und Verlag haben große Sorgfalt darauf verwandt, dass diese Angaben dem Wissensstand bei Fertigstellung des Werkes entsprechen. Rezepte werden gekocht und ausprobiert. Übungen und Übungsreihen haben sich in der Praxis erfolgreich bewährt.
Eine Garantie kann jedoch nicht übernommen werden. Eine Haftung des Autors, des Verlags oder seiner Beauftragten für Personen-, Sach- oder Vermögensschäden ist ausgeschlossen.

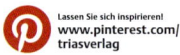
Lassen Sie sich inspirieren!
www.pinterest.com/triasverlag

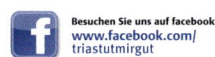
Besuchen uns auf facebook!
www.facebook.com/triastutmirgut

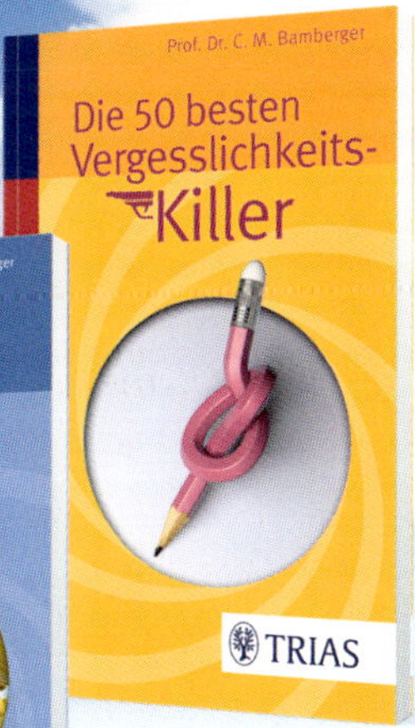

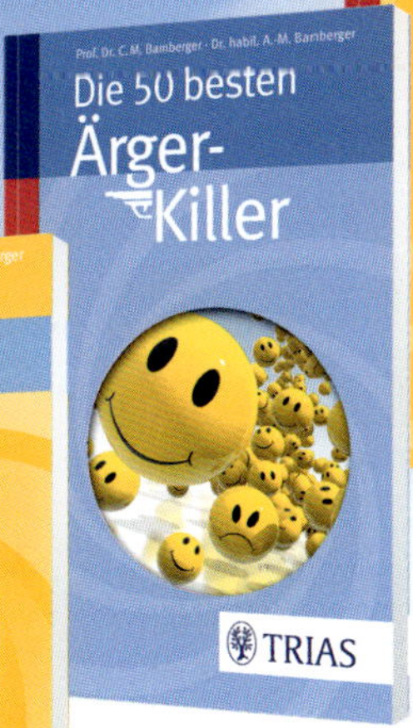

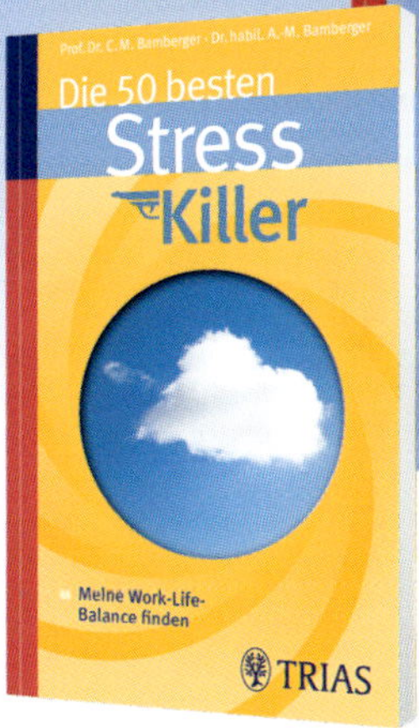

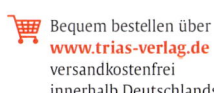
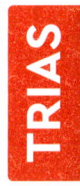

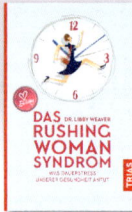
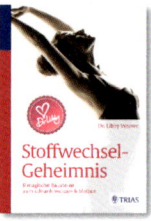
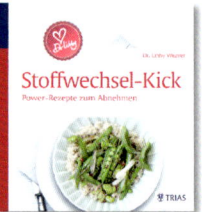
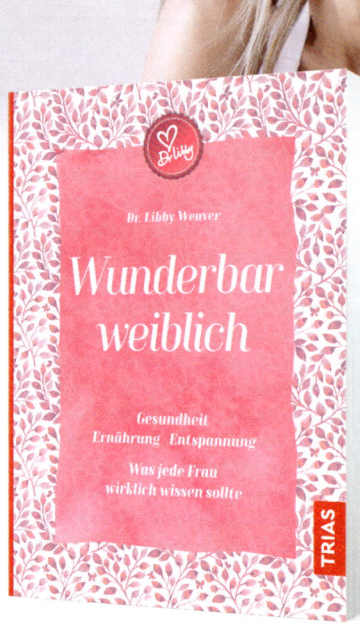